知的生きかた文庫

行ってはいけない外食

南　清貴

三笠書房

はじめに

知らない間に食べている「実は危ない外食」

家庭で食事を作らなくなって久しいと言われています。外食と中食を合わせた「食の外部化率」は年々高まっていて、しかも若い世代ほど高いという傾向があります。私はフードプロデューサーとして外食産業に携わってきた人間ですが、決して外食を勧めているわけではありません。外食産業の現状を知っているからこそ、安心・安全な「食」は家庭にしかないと確信しています。

とはいえこれだけ誰もが忙しく働いているわけですから、毎食作るのも大変です。たまには外食に頼るのもいたしかたないでしょう。

しかし、**「飲食店の裏側」について知らずにただ何となく外食をしていると、とんでもない物を知らずに食べていたということにもなりかねない**ことは、承知しておいて欲しいと思います。

ファストフードやコンビニの弁当類を含む外食産業で提供される「食」は、「身体に悪い物」で満ち満ちています。

例えば、多くのチェーン店の調理場では、料理など行なわれていません。各店舗に運ばれてくる物を、温めて盛り付けるだけ。料理技術のないアルバイトだけでもまわるように、そういった仕組みになっているのです。

では**料理はいったいどこで作られているのかというと、工場**です。

しかし工場で生産された食品には、大量に食品添加物が使われていますし、素材が劣悪な物である場合も多い。また、工業的に加工された食品には、栄養価はほとんど残っていません。そういった、もはや食品とは呼べないような「工業製品」が私たちの食卓に日常的に上っている。そんな時代です。

もちろん、食卓が工業製品化されているということを納得した上で、あえてそれを選択するというのだったら、百歩譲ってそれはそれでいいと思います。

ただ、食事の究極の目的は、身体に必要な栄養素を摂り込むことにあります。その目的が達成されない物を、食事と呼んではいけないのです。そして「工業製品」では、とうていその目的が達せられないということは知っておいて欲しいと思います。

それにしても、世の中の、健康・アンチエイジングへの関心の高さには驚かされるばかりです。フィットネスクラブやジムに通ったり、青汁やすっぽんエキスなど「身体にいい」とされる健康ドリンク・健康フーズはとりあえず試してみたり。

常々不思議に思うのは、これだけ健康に関心を寄せながら、人々が「食事」に無関心でいられることです。健康を支える身体を作っているのは「食事」なのに、健康ドリンクやサプリメントを摂りながら、食事はカップ麺だけで済ませても平気という人があまりにも多い。私にはまったく理解できません。

「身体にいい物」さえ摂っていれば、「身体に悪い物」をいくら摂ってもすべて帳消しになるとでも思っているのでしょうか?

そんなことは決してありません。まずは、安心・安全な材料を調達してきてきちんと自分で料理を作ることです。

食べる物のレベルが落ちるということは、それを食べる人間の健康レベルも落ちるということです。それはまた、人間としてのレベルそのものも落としている、と言っては言い過ぎでしょうか。

本書は、このように**問題だらけの外食を利用する中で、いかに「身体に悪い物」を避けて通るか？**　そのためのヒントとなるような情報を盛り込みました。店選び、メニュー選びの参考として役立てていただければ幸いです。

そしてその外食で、安全な「食」を見つけ出すことがいかに難しいかを痛感することで、社会の歪みや家庭料理の重要性について改めて考えてくれる人が増えることを願っています。

南清貴

もくじ

1章 「これだけは知っておきたい」外食のこと

2章 「食べていいメニュー」「食べてはいけないメニュー」

3章 主食——いつもの米、パン、麺の〝ここ〟が危険！

4章 海鮮
——トロもサーモンも刺身のツマも問題だらけ

5章 肉
——お手頃のステーキ、ハンバーグの正体は?

6章

野菜
——サラダバーの野菜、コンビニサラダ……は栄養にならない!

編集協力　森正由美子
本文イラスト　瀬川尚志
本文ＤＴＰ　株式会社Ｓｕｎ Ｆｕｅｒｚａ

1章

「これだけは知っておきたい」外食のこと

検索サイトを信用してはいけない

外食も今ではレジャーのうちの一つですから、大いに楽しんでいただきたいと思っています。ただ、店を選ぶ上で、心がけておきたい大切なことがあります。

それは、**「そのときの自分が何を食べたいと感じているのか、明確にする」**ということです。これを明確にしておかないと、お腹が空いたから何でもいい、と単に看板が目立つだけの店にフラフラ入ってしまったりする。あるいは、雑誌やテレビで宣伝されている店、名前が知られている店、お馴染みのチェーン店などを選んでしまうことになります。

どうせ外食をするなら、「わざわざその店に行きたい！」「あの店のあの料理を食べたい！」と思える店で食事をしたいと思いませんか？　そういう感覚とはまったく別なところで、何も考えずに外食する店を選んでしまうと、本当に自分が食べたかったものではないものを食べる羽目になるのです。

ただ何となくものを食べる、それがそんなにいけないことなのか、と疑問に思われるかもしれませんが、身体にとっては望ましいことではありません。

食事をするというのは、基本的に、自分の身体に栄養素を摂り込む行為です。食べたいと感じる食べものには、そのときの身体が欲しがっている栄養素が含まれているため、そのように感じるわけです。食事の第一義は、必要な栄養素を摂り込むところにあるはずなのに、安易に店を選んでしまうと、本来の食事の目的が達成されない可能性があります。もちろん、何かを食べさえすれば、満腹感は得られるかもしれません。しかし、それは本当の意味での満足感、必要な栄養で満たされた充足感とは別ものだということを知っていただきたいのです。

そのとき食べたいと思っているものに見合った店を選ぶというのが、外食する際の、一番大事なファーストステップです。

もう一つ大事なのは、**検索サイトを信用してはならない**ということ。

最近はスマートフォンなどが発達して、便利にすぐにどこでも情報が得られるようになったため、検索サイトで店選びをするケースも多いと思います。

ただ、検索サイトというのは、決していい店から順に並んでいるわけではありません。上位にある店が、なぜその位置にいられるかというと、店側がそれなりのお金を投じているからです。評価を表す星の数も、サイト側が自由に付けることが出来るものです。サイト運営会社が、自社に支払われる金額の高い店に点数を上乗せするのは、ビジネスとして当たり前です。

要するに、検索サイトに情報を載せるのも宣伝行為の一つ。厳正な審査やコンテストがあるわけでもないのですから、位置も点数も払ったお金によって上がっていくということを、消費者側は承知しておくべきでしょう。

実際、検索サイトの上位にある店というのは、大手の会社の経営であることが多い。食べてみてガッカリしたという話をよく聞きます。むしろ、**上位は避けて、下位にあるピンとくる店に行ってみるほうがいい**のではないでしょうか。

店を選ぶときに意外と役に立つのが、友人からの情報です。信用できる友人が推薦してくれる店を普段から面倒くさがらずに、だいたいの場所と店名をメモしておくのです。いざというときには、それを検索すればいい。

行ってみて、情報通りによい店であった場合は、お返しとして自分も周囲にその情報を拡散してあげてください。自分で開拓して見つけた店ももちろん周りに知らせます。そのようにして、友人、知人たちの間でいい店の情報が行き交う状況を作っておくのです。結局、**店選びでも、生の情報が最も確実**だと思います。

いい店であればあるほど誠実で、良質な材料を使いますし、無茶なコストカットをしないため、売上が上がらなければ経営が苦しくなったり、場合によっては潰れてしまったりするケースもあり得ます。ですから、よい店を見つけたら、フェイスブックやツイッターなどを使って積極的に情報を拡散して、「この店に行ってあげてください」という意思表示をしましょう。

そのようにして、心ある消費者が店を大事に育てていくということも、これからは重要なのではないかと思うのです。そうでなければ、宣伝にお金が使える店ばかりが残ってしまいます。それではあまりに寂しい。

せっかく、情報がリアルタイムできちんと行き交ういい時代になってきたのですから、消費者同士がお互い納得した上で、いい店を育てるという意識を持って情報交換をし、それがまた次の店選びに役立つというような好循環を作っていけたらいいと思っています。

「行ってはいけない店」の見分け方

チェーン店と個人店があったら、どちらを選びますか?

私は断然、個人店を選びます。チェーン店というのはほとんどの場合、「セントラルキッチン」と呼ばれる工場を持っていて、集中的に食品をそこで作っています。つまり、効率を上げるために食品が工場生産になっているわけです。

作られたものが工場から各店舗に搬送されてくると、店では温めるだけで提供することが圧倒的に多い。温めるのは「リヒート」というのですけれど、要するに「チン」するだけです。リヒートには、電子レンジやオーブンが使われます。最近は蒸気で温めるスチーム・コンベクションが使われる場合もあります。何しろ温めるだけですから、そこで微妙な味付けをするなどの必要がないので、技術がなくても「客に出せる商品=料理」が作れてしまう。盛り付けにもマニュアルがあるので、その通りに盛り付ければいい。誰にでも出来るといえば誰にでも出来る作業なのです。

これは人件費を抑えるためにある意味やむを得ない部分もあって、そのような方式を取るからこそ、アルバイトであっても客に出せるレベルの料理を任せることが出来るのです。厳密には「料理」ではなく、「作業」なのですけれど。

問題なのは、そのようにして**工場で生産された食品には、大量に食品添加物が使われている**ことです。生産から客の口に入るまでにかなりタイムラグがありますので、その間に商品が劣化しないよう、当然のように食品添加物が使われます。

同時に、**素材が粗悪なものである場合が多々あります。**濃い味つけにすることによって、素材のクオリティが低くてもある程度補えてしまうからです。いかようにも加工できるので、ごまかしが利くのです。

基本的に、飲食店で提供する料理には、使われている素材や加工の方法など、添加物も含めて表示する義務はありません。コンビニの食品などには義務づけられていることが、料理店では表示しなくていいことになっているのです。

野菜が国内産だとか、○○牛だとか、宣伝になるいいことは表示しますけれども、それにしたって義務でやっているわけではありません。悪いことはたくさんありますが、不利な情報をあえて表示する店はありませんから、誰も添加物の表示を見たことはないと思います。消費者にとって必要な情報はまったく開示されないということです。ということは、裏で何をしようとそこに限度がないということです。

限度なく工業的に加工された食品には、栄養的な価値はほとんどなくなっていると考えたほうがよい。栄養を摂ることを食事に求めているのであれば、チェーン店で食べるのは、セカンドチョイス、サードチョイスにしたほうがよいと思います。

飲食店というのは、どんな形式であっても必ず食材を仕入れています。キャベツが丸のままで来るのか、刻まれて消毒されてから来るのか、形式は違っても、何らかの形で仕入れるわけです。仕入れなければ出すものがありませんから。客の立場としては、八百屋にしろ、魚屋、肉屋にしろ、卸専門の出入りの業者などから直接食材を仕入れている店のほうが、比較的安心できると思います。

例えば、**店の裏に○○産のキャベツの段ボール箱が何段か積み重なって置いてあったとか、ダイコンでもキュウリでも、野菜の箱が積まれていたという店は、その食材を生で仕入れているということですから、少しは安心材料になります。**

産地偽装のことまで疑うときりがなくなってしまうのですが、基本的に、野菜類が

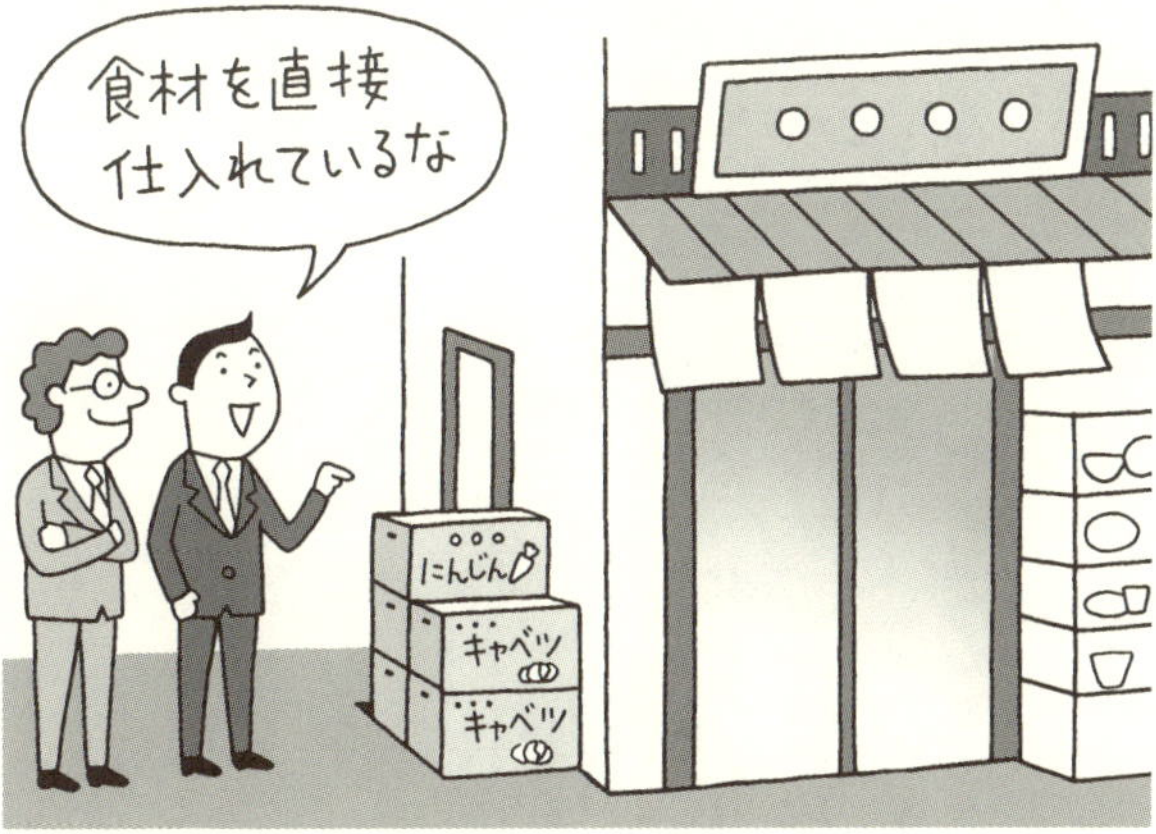
食材を直接
仕入れているな
にんじん
キャベツ
キャベツ

店のどこかに積んであったりすれば、きちんと出入りの八百屋や魚屋、肉屋などの業者から仕入れていることが分かります。さすがに魚、肉というのは納品されたらすぐに冷蔵庫に入りますから、あまり人目に触れません。野菜類は冷蔵庫に入り切らないことが多いので、外に積んであったりするのです。ですから、**野菜類の箱があるかどうかは、店のレベルを判断する一つのチェックポイント**になります。

だいたい、野菜類を加工されていない状態で仕入れる店というのは、料理自体も自前で調理している確率が高いはずです。

ただ、添加物については分かりません。店によっては、基本的に添加物は使わないという姿勢を貫いているところもあると思いますけれども、一般的には、調味料自体、添加物入りで出来上がっている既製品を使う飲食店が多いのです。

大手の飲食チェーンでは、あらゆる調味料が業務用の大きなペットボトルとか、場合によってはポリタンクみたいなものに入って納品されます。そうした既製品には、大量の食品添加物が使われています。しかも、国内産だけではなく、中国など東南アジア産も多く、それらはものすごく安価です。経費削減のために、そういう調味料を使っている店は多いのです。チェーン店では、そうした既製の調味料しか使われないことははじめから決まっていますが、個人店では、店主の判断によって何をチョイスするかが異なります。

チラッと見えた厨房に、キャベツの箱がボンと積んであったり、大根がドンと何箱か積んであったりすれば、それは一つの安心材料です。さらに、厨房が見通せて、きちんと整理整頓されていて、かつ清潔な店は、調味料などもしっかりしたものを使っていることが多い。整理整頓がきちんとなされているというのはとても大事な要素だと思います。

同時に、客席のテーブルなども、古い、新しいに関わりなく、きちんと拭かれていてベタついたりしていないこと。清潔を保つ気遣いが出来る店というのは、やはり料理の作り方もきちんとしています。**店内が整理整頓されている、厨房も客席も清潔であるというのは、店選びのときのもう一つの重要なチェックポイント**だと思います。

あとは、調味料です。料理に使われている醤油、料理酒といった基本的な調味料が本物であることが分かったら、それも安心材料と思っていいです。なかなか探すのは難しいですけれど、ドレッシング、マヨネーズ、ソースのようなものまで店で全部作っているところは、相当レベルの高い店です。

もう一つのポイントは塩。「いつもおいしい料理をありがとうね。塩は何を使っているの？」と尋ねて返ってきた返事が、食卓塩のような「普通の塩」だったら、「あ、そういうことか」と判断していいと思います。それが例えば「わじまの海塩を使っています」「沖縄のぬちまーすを使っています」「小豆島産の自然塩です」など、塩にこだわっている店だとすると、だいたい全般的にレベルが高いと判断していいでしょう。

そのようなレベルの店は、チェーン店ではお目にかかれません。チェーン店か個人店かで選ぶとしたら個人店のほうを、同じ個人店でも、ここで確認したチェックポイントを頼りに、よりレベルの高い店を選ぶのが賢明な選択だと思います。

油は〝色〟で見分ける！

揚げ物というのはどこの店にもあるポピュラーなメニューです。というのも、**揚げ物は店側にとって、とても便利なメニュー**だからです。どんな食材でも、とにかく油の中に放り込みさえすれば料理が出来上がってしまう。そこにソース、タルタルソース、醤油、塩などで、客が勝手に調味して食べてくれるわけですから、店側はうまく揚げさえすればいいわけです。

問題は、**その揚げ油がどのくらいの頻度で交換されているか**ということです。

古い油を摂り込むと、身体はかなりのダメージを受けます。最近の人はあまり感じなくなっているようですけれども、敏感な人は劣化した油を体内に入れると、ものすごく胃が痛くなったり、気分がムカムカしたり、何らかの反応が起きます。

身体のためには、なるべくそういう油を摂取したくないのですが、店側としては、

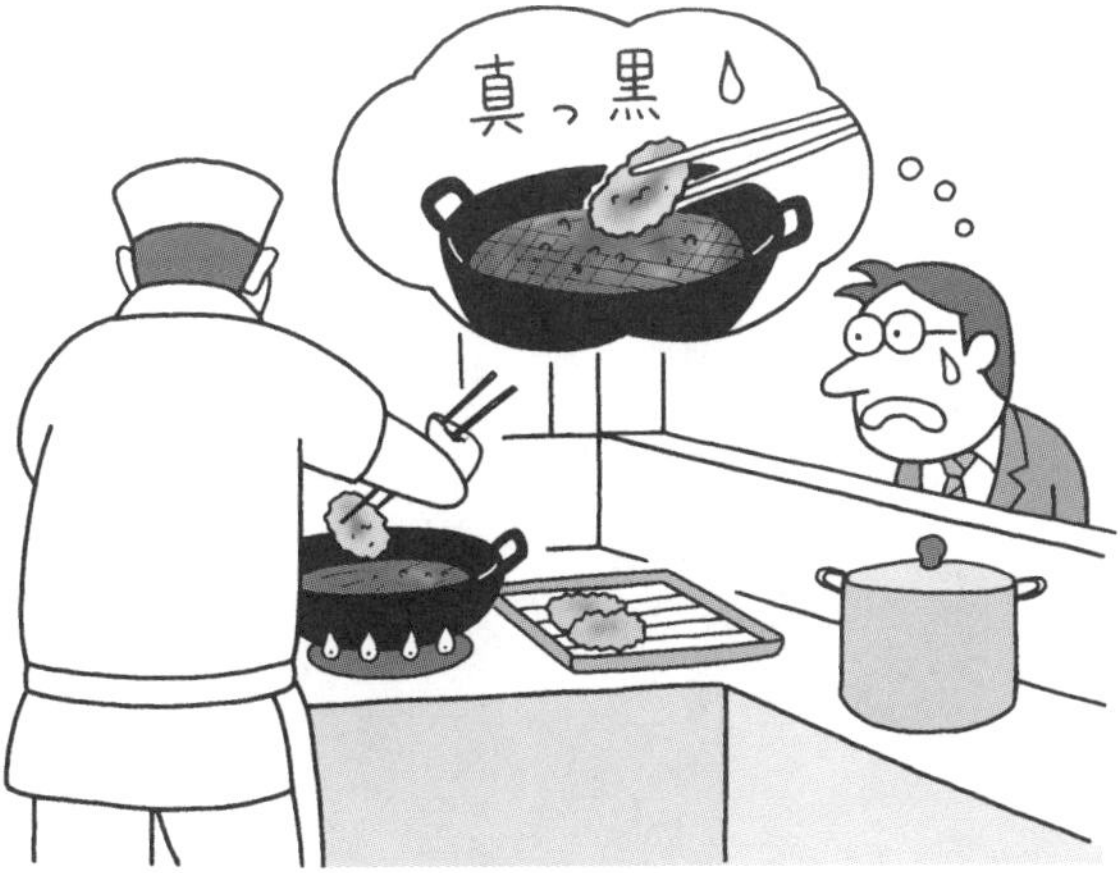

コストダウンを図りたくて揚げ物メニューを取り入れるのですから、質の悪い油を使うのもやむを得ないところがあるのです。

とにかく、どんな店でもいいので、飲食店に入ってチャンスがあれば、そこで使われている油の色を見てみてください。油の色が透明で、家庭で使っている程度の透明感のある油だったらまだいいほうです。**大半の店は真っ黒の油を使っています**から。そういう色になるまで揚げ物に使っていたということです。

それでも、揚がった食品を見ても、それほど違いが分かるわけではありません。黒い油で揚げたものは、きれいな油で揚げたものよりも少し色が濃く揚がる程度、普通の人には両者の味の違いすら分からないでしょう。

というのも、今、一般的に、何も考えずに外食をしたり、惣菜系の食品を買ったりしている人たちは、黒い油で揚げられた揚げ物のほうを食べ慣れているからです。本当に新しい、いい油でサッと揚げた揚げ物の味は知らずに、劣化した古い油で揚げたものばかり食べていたら、比較のしようがないので、揚げ物とはそういうものだと思ってしまうのではないでしょうか。

揚げ物を出す飲食店では当然、廃油が出ます。使い終わった油は産業廃棄物扱いですから、通常はお金を出して廃油業者に引き取ってもらいます。自分の店で処理すると言っても、まさか下水道に捨てるわけにはいきません。

油を使う飲食店は通常、店を作るときに、グリストラップという、油がそのまま下水に流れないようなろ過装置を、設計段階から組み込んでおかなくてはならないことになっています。ビルのテナントに入っている店でもどこでも、グリストラップは基本的についています。油が直接下水に流れてしまうと、下水が詰まって大変なことになりますから。

ところが、そうした使用済みの油を「ただで引き取ります」という廃油処理の会社がいくつかあるのです。そうした会社は、店まで廃油を集めに来てくれます。繁華街を、夜中の三時、四時に歩いてみると、そういう業者が油を集めてまわっていますから分かります。何日かに一回とか、一週間に一回とか、店ごとに取り決めてあるのでしょう。そのようにして、契約している店から業者がただで集めた廃油は、二次利用されて石けんなどになるのですが、集められた油の色は真っ黒になっています。繰り返しますが、そういう色になるまで揚げ物に使っていたからです。

だからと言って、そういう店の経営者に責任があるわけではないと思います。もう、それは一連の流れになってしまっていることだからです。劣化した油の危険性まで勉強するような人は一般的にも少ないでしょうから、ほとんどの経営者に罪はないと私は思っています。

逆に、消費者側はそうした現実を情報として知った上で、自分はどのような店で、どのようなものを食べるのかという選択を、きちんとすればいいだけです。

私はすべての飲食業者を同一に考えているわけではありません。飲食業を営んでいる素晴らしい人たちを何人も存じ上げています。そういう人たちを私は尊敬していますし、そういう店にこそ皆さんに足しげく通っていただきたい。そういう店をどんどん育てていっていただきたいと願ってもいます。

この本では、あくまでも、消費者が、自分に必要な事実や情報を入手して、選択するための一種の基準をそれぞれの中に作る手助けとして、知り得た情報はできる限り正直に広く伝えていこうと思っているのです。

劣化した油に関しては、身体に与える害も大きいですから、皆さんにももっと関心を持ってもらいたいテーマです。

せめて、もし厨房を見る機会があって、油の色が黒っぽくなっていたり、透明感がなくなっていたりしていることが分かったら、その店ではもう油物、揚げ物は食べないと決断する力を備えて欲しいと思っています。なお、使われている油にゴマ油の割合が多いと黒っぽく見えることもありますので、そこは各自で見極めてください。

見極める方法として、食べてしまった後に自分の身体に起こる反応もヒントになります。世間では、食後には必ずゲップが出るものと思っている人もおられるようですが、それは違います。お喋りし過ぎて空気をやたら飲み込んだというわけでもないのに食後必ずゲップが出るのは、胃の中で何かよからぬ反応が起きていると考えたほうがいいのです。

特に、**揚げ物を食べた後に酸っぱいゲップが上がってくるのは、揚げ油が酸化していた証拠**です。胸焼けするのも、胃が重たくなるのも、食べた物の中に悪い油が含まれていた結果であることが多い。

料理に大量に化学調味料や食品添加物が使われている場合にもゲップが上がってくると言われています。これらは要するに化学物質ですから、人によってはそのような反応が出てくることもあるのです。いずれにしろ、食後に酸っぱいゲップが上がってきたら、何か悪い物を食べたと判断したほうがいいと思います。身体にいい物、体内できちんと消化分解できて、吸収できる物を食べたときには、そういうことはほとんど起こりませんから。身体に合った物を食べていれば起きない現象なのです。特に、油は酸っぱいゲップが上がってくることが多いので、一つのバロメーターになると思います。

もう一つ、**色が真っ黒になっているような質の悪い油を摂取してしまうと、二時間後ぐらいに身体がだるく、重くなる現象があります。**自分の身体の変化を厳密に見ていないと気づけませんが、確実に重くなります。さらに、気力が減退してしまい、かなり身体の状態が変化します。身体がだるく、重くなって、「やる気が出ないな」という感じになったら、自分が食べた物の中に悪い油が含まれていたことを疑うべきです。これも、もう一つのバロメーターです。

身体にとって害のある物、毒性がある物を摂り込んでしまったとき、身体はそれを無害化、無毒化するために、体内で作り出した抗酸化酵素や、体外から摂り込んであった抗酸化栄養素を大量に使います。

このときに頑張ってくれるのが肝臓なのですが、そのために身体はだるくなってしまうのです。また、抗酸化栄養素は本来、別の働きをするためにあるのですが、ここで使ってしまうことにより、その本来の働き、つまり身体の修復や調整のために使う分量が足りなくなってしまうのです。

一回、二回ならともかく、何回もそれを繰り返していたら、私たちは健康を維持することができなくなってしまいます。

「工業製品」を温めて盛り付けるだけの調理場

今、ファミリーレストランのチェーンをはじめ飲食業というのは、経営上、どこも非常に厳しくなっています。これは飲食業界のほうにも責任があります。客を獲得するためにギリギリのところまで売り値を下げて、つまり質を落として薄利多売方式でずっとやってきたわけですけれども、私はそこに警鐘を鳴らし続けてきました。やがて客は必ず気付きますし、気付いた人から来なくなります。

しかも、私たちの国はこれからどういうシーンを迎えようとしているか。団塊の世代が一斉に高齢者になるのです。高齢になって外食する人ももちろんいますが、全体から見るとやはり例外的、余程のことがない限り外食の機会は減ります。

要するに、客の総数は減る傾向にあるということです。その現実を飲食業者は認識しなければなりません。これまでのような、「安かろう、悪かろう方式」ではやっていけなくなる時代が必ず来るのです。

「安かろう、悪かろう」の典型である某ハンバーガーのチェーンは、すでに圧倒的に売上を落としてしまっています。客の総数が減ってきていることもありますが、加えて不祥事が重なり、客が真実に気づいてしまったのです。ここから信頼を回復して売上を再び伸ばすというのは至難の業でしょう。

ファミレスなどもやはり同じような傾向にあり、飲食業では、原材料でコストダウンするのはかなり限界に近くなっています。これ以上落とせないところまで落としてきているのです。

となると次は、結局、人件費でコストを落とすしかありません。ところが、人員を削減すると特定の人に労働の負荷がかかってしまいます。負荷がかかり過ぎると、今度はブラック企業だと言われてしまいます。

それで、一人ひとりのスタッフの単価を低く抑えるほうがいいということになり、ファミレスチェーンなどでは、料理などほとんどまともにできないような人ばかり雇って、調理場にも入れています。要するにアルバイト中心で店が回っているところが多いのです。

アルバイトは調理技術がありませんから、「リピート」、つまり温めるだけで料理を出すのです。それでも、何とか営業が成立しているのは、やることが単純化されていて、誰でもできる作業で料理が出せるシステムが構築されているからです。つまりは、すでに触れたように、**工場で工業製品化された加工食品を、店で温め、盛り付けるだけでよい仕組みになっている**のです。

店にとって一番怖いのは、食中毒が出てしまうことです。食中毒が出ると、数日間とはいえ、もちろん営業は停止になります。規模の小さな店だと、数日間の営業停止を食らっただけで、下手をすると存亡の危機に陥ります。営業停止の間、まるまる売上がないにもかかわらず、それでも人件費や賃料は払わなくてはなりませんし、加えて、そのような事件があった場合には、しばらく客足は遠のきます。つまり、食中毒を出したら、店が潰れる可能性が大きくなってしまう。

店側としては、潰れないようにするために、食中毒を出す可能性をできるだけ小さくしたいのです。これは当たり前のことだと思います。すると、安全を担保するためには、やはり殺菌力のある薬品を使ったほうがいいということになるのです。

きちんとした知識を持ち、訓練を積んだ調理人であれば、その技術の範囲内で防げることがたくさんあります。経験を積んで学んだことも、先輩から教わり受け継いできた知恵もたくさんあるでしょうし、薬品に頼らなくても安全性を確保できていたのです。

ところが、現実問題として、人件費を削減するためにそうした知識がない人が調理しているということになると、調理人に安全管理を任せておくことはできません。**お金をかけずに食品事故を防ぐためには、薬品を使うのが手っ取り早い。**これも一つの調理場の裏側の姿です。と言っても、薬品は店の調理場だけで使われるわけではなく、工場で加工する段階でも使われるのです。

工場で生産するメニューを開発する側は、店で食中毒が起きないことを最優先しています。いったん食中毒が起きてしまったら、店としてはその後がありませんから、そこをまず凌《しの》ぐというのは重要なことです。

極端なことを言えば、**仮に、店の料理に使った薬品による害が何年か後に客に出たとしても、食べたときに死ぬようなことがなければよい**というわけです。

例えば、ファミリーレストランのチェーン店でサラダに使う生野菜も、カットした後で次亜塩素酸ソーダという殺菌剤に漬けられます。次亜塩素酸ソーダには強力な酸化作用があり、細菌の細胞だけでなく、人間のＤＮＡにも影響を及ぼす可能性を否定できません。要するに漂白剤で臭気がきついため、何度も水で洗浄されます。シャッキリさせるための薬剤も添加されて、袋に詰められ温度管理された物が店に届きます。

店のサラダバーでは、必要なときに袋を破ってステンレス製の容器に野菜を投入するだけです。先に入っていた物を一回出してから新しい物を入れ、先に入っていた物を上に乗っける工夫をする程度でしょうか。業界用語では先に出ていた物を「兄貴」、新たに追加するほうを「弟」と言いますので、「弟を下にして、兄貴を上に乗っけてね」ということです。

サラダバーなどでは、下のほうが若干新しいということはありますが、兄も弟も薬品まみれという点では同じです。化学薬品が体内に入った場合に、影響がまったくないということはあり得ません。必ず何かありますが、個人差があって、激しく反応が起きる人と、そうではない人がいるというだけです。

消費者として安い物を食べることをチョイスしているのだったら、こうした裏の事情も知って納得してからにして欲しいと思っているのです。私は、こういう商売が成り立つためには仕方がないと思いますし、撲滅しようと思っているわけでもありません。ただ、「安い」にはそれなりの理由があるということを分かった上で、選ぶなら選んでいただきたいと考えているのです。

というのも、私は以前はこのような話は、ごくごく親しい人たちにしかしませんでした。仕事柄、こんなことは当たり前のことだと思っていたからです。しかし、私の話を聞いた人たちの反応は、

「何だよ、そんな大事なこと、もっと早く教えてくれればよかったのに。知っていたら、そんな物食べなかったのに」

という、私にとって意外なものでした。もちろん、すべての人が同じ反応をしたわけではありません。しかし、多くの人たちにとって、これは有益な情報であるらしいということが分かったのです。その後、講演やセミナーのときなどにこのような情報をお伝えするようになりましたが、そのときにも同様の反響が多くありました。一部ではあっても、やはりこういう情報を求めている方はおられるのだなと思いました。

そこで、このように書物という形で、知りたいと思っていらっしゃる方にお伝えすることにしたのです。

有名ホテルのビュッフェの〝巧妙なカラクリ〟

最近は、ホテルの朝食などでビュッフェ形式を見かけることが多くなりました。ところが、このホテルビュッフェ、意外と曲者《くせもの》なのです。**かなり有名なホテルでも、「仕入れ品」と呼ばれる調理済みの食品を仕入れて並べているケースがけっこうある**のです。

これもやはりコストの問題で、全部の料理をホテルで作って出すとなると、人件費などがものすごくかさんできます。そこで、ビュッフェ形式を取り入れ、並べる料理は「仕入れ品」でごまかすというようなことが起こってくるのです。

曲者というのは、**ホテルの場合、ビュッフェでも飾りつけがものすごくうまくて、料理が「仕入れ品」なのか、「自家製」なのか、なかなか見分けがつかない**ことです。私たち業界の人間でも、「これはどっち?」と混乱するくらいですから、一般の人には、それを見分けるのは難しいと思います。

とはいえ、いくつか見分けるポイントがあります。例えば、揚げ物などはさすがにホテルの場合、油はしっかりした物を使っているケースが多いですし、厨房で揚げていることがほとんどです。ただ、特にビュッフェ形式では、その揚げ物の材料自体が冷凍の真空パックで来る「仕入れ品」であることが多いのです。「仕入れ品」は一〇個なら一〇個、一二個なら一二個、整った形の製品が冷凍パックで届けられるので、ホテルではそれを揚げるだけ。

揚げ物が「仕入れ品」であるかどうかを見分けるポイントは、その形にあります。ホテルでは、揚げ物というとだいたいお皿の真ん中にガロニと呼ばれるつけ合わせの野菜が盛られ、その周りに揚げ物が丸く並べられています。ソースが何種類か別に添えてあったりもします。

この、丸く並べられた揚げ物が、どれも同じような形・サイズをしていたら、それは「仕入れ品」と思ったほうがいいです。いかにホテルの料理人たちの腕がいいとはいえ、魚介や野菜などの素材をそんなに形を揃えて切れるものではありません。同じような形ということは、工業的な規格品であることを示しているのです。

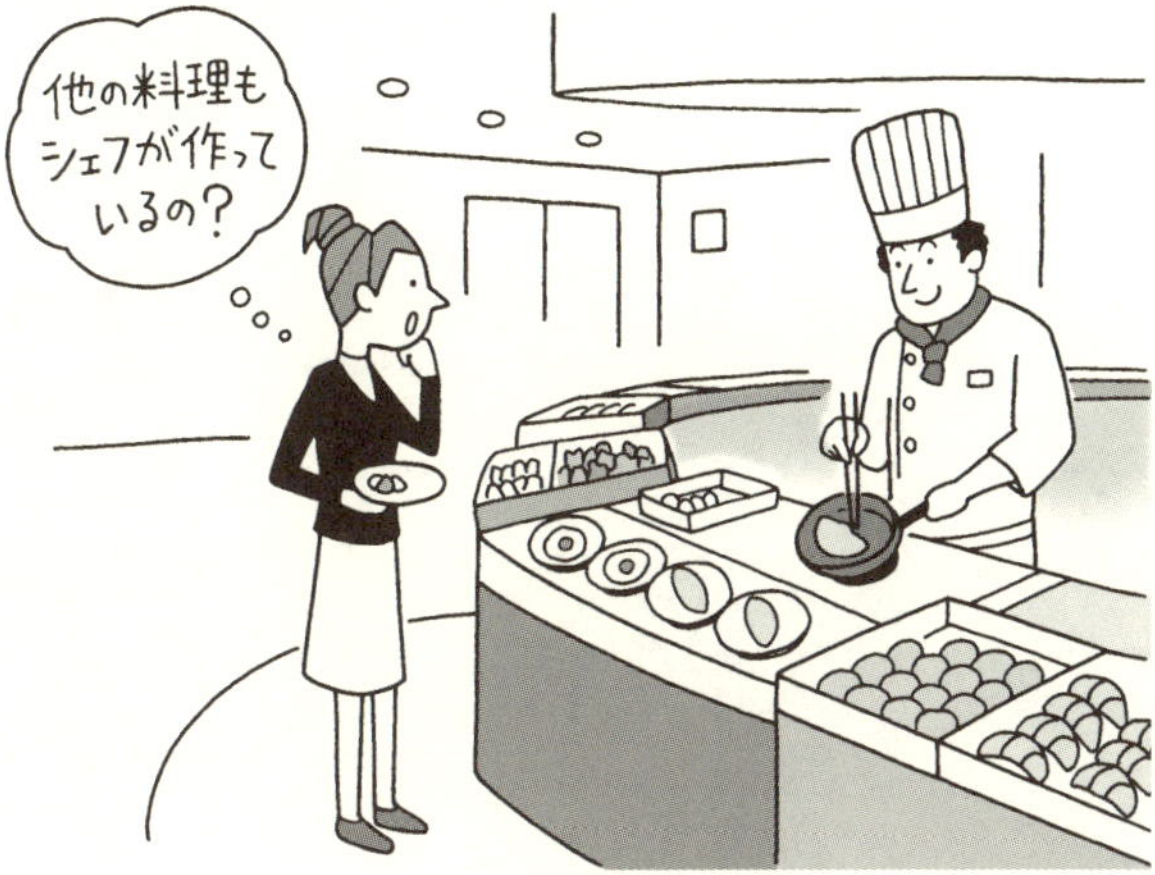

なぜ「仕入れ品」がよくないかというと、かなり劣悪な素材が使われていることが多いからです。コスト削減のために導入されるのですから素材が劣悪なのは仕方のないことですが、京都のさる高級ホテルでさえ、朝食のビュッフェが「仕入れ品」だったのにはがっかりさせられました。

ところが、**ここがうまいところなのですが、そのホテルではビュッフェなのにフロアーにシェフが一人出ていて、スクランブルエッグとか目玉焼きとか、お好みの卵料理を作ってくれるコーナーがある**のです。うっかり、このパフォーマンスに騙されそうになってしまいました。こんなふうに調理人が来て目の前で料理を作ってくれるのだから、他の料理もきちんとした物に違いないと、客はつい思ってしまいます。

しかし、朝食のビュッフェは**卵コーナーの料理以外は、ほとんどが見事に「仕入れ品」**でした。パンも「仕入れ品」で、整形された冷凍のパン生地をオーブンで焼き上げた物が出ていましたので、おそらくトランス脂肪酸まみれです。トランス脂肪酸を摂り続けていると心臓病をはじめとする生活習慣病のリスクを高めることが指摘されています。極力避けるに越したことはありません。

私も仕事柄ホテルはよく利用しますが、「仕入れ品」ビュッフェの朝食の場合、果物以外は食べないようにしています。朝食だけでなく、パーティもビュッフェ形式で料理が並ぶことが多いのですが、やはり料理のいくつかは「仕入れ品」になっています。そうでなければ採算が成立しなくなっているからです。

よくあるホテルのスイーツバイキングも行かないほうがいいです。パティシエが心を込めてきちんと作っているという、余程信頼できる情報があれば別ですが、二流、三流ホテルのスイーツは避けたほうが無難なのです。

この頃は人件費を切り詰めるために、どのホテルでも若手のパティシエがどんどん切られています。すると、これまで若手が担当していた下仕込みのようなことが出来なくなってしまい、スイーツそのものを外注に頼らざるを得ないホテルが増えてきているのです。

だいたいはホテルが下請けの工場に依頼して、ケーキを冷凍で納品させています。下請けの工場とは、スイーツを作り、冷凍にして納品するスイーツ専門の工場のことです。今は相当技術が発達していますから、冷凍といえども見た目では区別がつかなくなってきています。分厚い商品カタログみたいな物から商品を選べますし、そのホテル専用にカスタマイズもできます。カスタマイズするには相当のロット数が必要ですけれども、ホテルでスイーツバイキングをやれば大変な量が出ますから、ある程度のロットで発注をかけることができるのです。このように、ホテルとしては、オリジナルに近いケーキ類をものすごく安く冷凍で仕入れることができるわけです。

何も冷凍が悪いわけではないのですけれども、**工場で大量生産する食品には、冷凍にしてもやはり食品添加物を入れなければもたない**という宿命があります。「ダレる」とよく言うのですが、食品添加物を使わずにケーキを冷凍すると、解凍時にクリームがハリを失い、形が悪くなってしまいます。工場にもよりますが、それを防ぐために食品添加物がかなり使われていることは承知しておいてください。

そういう下請け工場に納品する業務用のクリームを作っている専門の業者もあります。昔は、ケーキのクリームといえばパティシエの腕の見せどころで、パティシエ自ら泡立てたものを絞ってケーキを飾りつけたものです。しかし、今は袋に入った状態のホイップクリームが冷凍で納品されるのです。工場ではそれを解凍してから、絞ってケーキ台に飾りをつけていきます。工場で大量のホイップクリームを作るとなると、それだけで大変な手間ですから。

問題は、そのホイップクリームの質です。**まず、本物の乳製品であることはまれで、多くは植物性のクリームが使われています。つまり、トランス脂肪酸の塊**です。

安全面で心配ということもありますし、それだけのお金を出してまで食べる価値がないと判断していますので、私はスイーツバイキングには行きません。そもそも、本物の生クリームが使われていないのですから、おいしくないでしょう。バイキングになっている時点で、そんなレベルの物しか出てこないと思ったほうがいいのです。

一点一点、パティシエがきちんと作っているホテルももちろんありますが、そういうところのスイーツはそれなりの値段がするものです。

そして、本物のスイーツは、少量食べるだけで十分満足できます。もし、本物のスイーツを二個、三個食べても満足できず、もっと食べたいという欲求があるのであれば、その人の身体は完全におかしくなっています。本気になって、食生活を根本的に見直すべきだと強く進言します。

もう一つホテルで気をつけてもらいたいのは、コーヒー、紅茶用の砂糖です。白糖もグラニュー糖もよくないのですが、最近は、本当にまともなホテルでも人工甘味料のスティックが置いてあったりします。客がノンカロリーを求めるからなのでしょうが、**ノンカロリーの甘味料というのは、どんなに健康に注意していても、一回使っただけでアウト、というぐらい身体に悪い物**です。

そもそも、コーヒーにしろ紅茶にしろ、本当にクオリティが高ければ何も入れずに飲むほうがむしろおいしい。よしんば入れるとしても、人工甘味料だけはやめてもらいたいものです。ホテルはその害を知らないのか、知っているけどあえて置いているのか、あるいは、製造メーカー、販売会社と特別な関係があってのことなのかは分かりませんが、こういうところにもホテルとしてのプライドの欠如を感じてしまいます。

消費者側としてはそういう情報を知った上で、きちんとホテルを選ぶ権利があります。

粗悪な「仕入れ品」だらけのバイキング

有名ホテルのビュッフェよりもさらにレベルの低いビジネスホテルの朝食バイキング、その実態についても触れておきたいと思います。

宿泊料込みで朝食がついているプランも多いですし、安く朝食が食べられるということで、ビジネスホテルの朝食バイキングを利用している人もたくさんいると思います。しかし、**そこで出される料理はほとんどが仕入れ品、ホテルで作っている物など皆無と考えたほうがいい。**

やはり圧倒的に人件費削減のためにこのようなことになっています。ホテルによっては、レストランの運営自体を外部委託しているところもあります。看板だけはホテルのレストランとして営業していても、完全に外部の会社が運営しているところもあるのです。

そのようにしなければコストを下げることができないのですから、その仕事のやり方が悪いとは思いません。けれども、問題が多くなるのは確かです。

上代《じょうだい》（定価）というのは、客のニーズに合わせて決まるのですが、ホテルが自前でやっていては、その上代に見合うだけのレベルに落とすことができないのです。では、なぜ外部委託の会社ならそれができるのかというと、委託を受ける会社はかなり手広く同様の仕事を請け負っているため、まとめてごっそり素材を仕入れることができるからです。仕入れの部分でコストダウンが図れるメリットがあるのです。

そのため、ホテルとしては外部委託に頼ることになってしまうのですが、当然、出てくる料理の品質は粗悪な物です。そういうところで使われている野菜類には、国産品はほとんどありません。外国産の中でも、今は中国産の物が圧倒的に多い。ものすごく値段が安いからです。

安いということは、品質的に心配な部分があるとも言えます。全部が全部ではありませんが、今の中国の食糧生産には危ういところが多々あります。決して差別するわけではありませんが、中国産であるというだけで疑ってかからざるを得ないのです。

私は、食材が中国産であることが明確な場合にはチョイスしません。

でも、中国からの野菜の輸入量が年々増加しているというのはよく知られているところです。残留農薬の問題が発生したときに一時的に輸入量は減ったものの、今はまた増えています。

しかし、少し考えてみてください。スーパーマーケットや一般の八百屋で「中国産」と明記してある野菜を見たことがありますか？　おそらく見たことがないと思います。

なぜ、中国産の野菜がスーパーや小売店に出回らないのかというと、消費者が買わないからです。ですから、もともとスーパーや小売店には中国産の野菜は卸されていないと思います。

では、**輸入が伸びている中国産の野菜はいったいどこに行っているのでしょうか？**

結局、加工食品に使われているのです。ビジネスホテルの安い朝食バイキングに出てくる野菜には、そういう物も含まれているかもしれないと考えなければなりません。

朝食といえども、バイキングとなると食べる人は相当食べます。それでも価格はだいたい一〇〇〇円以下に設定されています。それなのに良質な物が出てくるということは、常識的にはあり得ないでしょう。ですから、そういうところで国産のいい米が出てくるはずもありませんし、ホテルのバックヤードで粉をこねて焼きました、などというパンが出てくるはずもありません。

そういうクラスのホテルで朝食のバイキングを食べるということは、それなりの覚悟が必要なことだと私は思っています。むしろ、良質な食事を期待することに無理があります。

では、こうしたビジネスホテルと有名ホテルとの違いはどこにあるのでしょうか？

有名ホテルのほうがホテル内で料理を作っている確率が高いのです。さすがに名のあるホテルだと、ご飯はホテルで炊いていますし、米も吟味しています。

一方のビジネスホテルは、特に朝食に関しては、ほぼ一〇〇パーセント「仕入れ品」です。炊いてある物が容器に入って納品されるので、ご飯を炊かないところもあります。

ビジネスホテルクラスでは米を吟味する余裕などはないですし、特に外部委託になっていると、仕入れは一括でやっていますので、とにかく安い米を使っています。

本当に驚くような安い米というのはいくらでもあります。これも多くは中国産ですが、国産でも古米、古古米、何らかの汚染があるような米は、すごく安く取引されています。安いには安いなりの理由があるのです。

それでは、出張先のホテルでの朝ご飯はどうすればいいのでしょうか。

前日の夜にでも果物を買って冷蔵庫に入れておき、それを自分の部屋で食べるというのが一番安全です。実際に、私はそうしています。

出張に出かけると、私はまず出張中の果物を二日分とか、三日分調達して冷蔵庫に入れておきます。仮に冷蔵庫がなくても、みかんやブドウやイチゴ、イチジク、モモなど常温のほうが甘みを感じられる果物もあります。一日、二日のことですから、種類のことなどはあまり気にせずに好きな物、便利な物を選べばいいと思います。

朝食を果物だけにすると、頭も冴えますし、一日身体も軽いまま過ごせます。身体に悪いバイキングを食べるぐらいだったら、果物の朝食にするほうがよほどいい。

結局、ビジネスホテルは素泊まりにして、自分で食料を調達するというのが一番賢い方法だと思っています。

2章

「食べていいメニュー」「食べてはいけないメニュー」

「ポテトサラダ」より「トマトサラダ」が安心なわけ

外食をするときは、どのようなメニューを注文すればいいのでしょうか。

加工度の低い物を中心に選ぶというのが正解です。飲食店の中には、加工食品を仕入れて、それをそのまま盛り付けて出すというような店もあります。加工食品の中には、当然食品添加物が入っています。

食品添加物は化学薬品ですから、やがて身体にどのような影響を及ぼすか分かりません。そういう危険な物を摂り込まないように、なるべく加工度の低い物を選ぶことを心がけたいのです。同じサラダなら、**ポテトサラダみたいな物ではなくて、トマトサラダのほうがいい**とか、できるだけ素材その物、素材に近い物、加工がなるべくされていない物、というのを選ぶポイントにしてもらえるといいと思います。

反対に、外食をするときにまずやめておいたほうがいいメニューは揚げ物です。ど

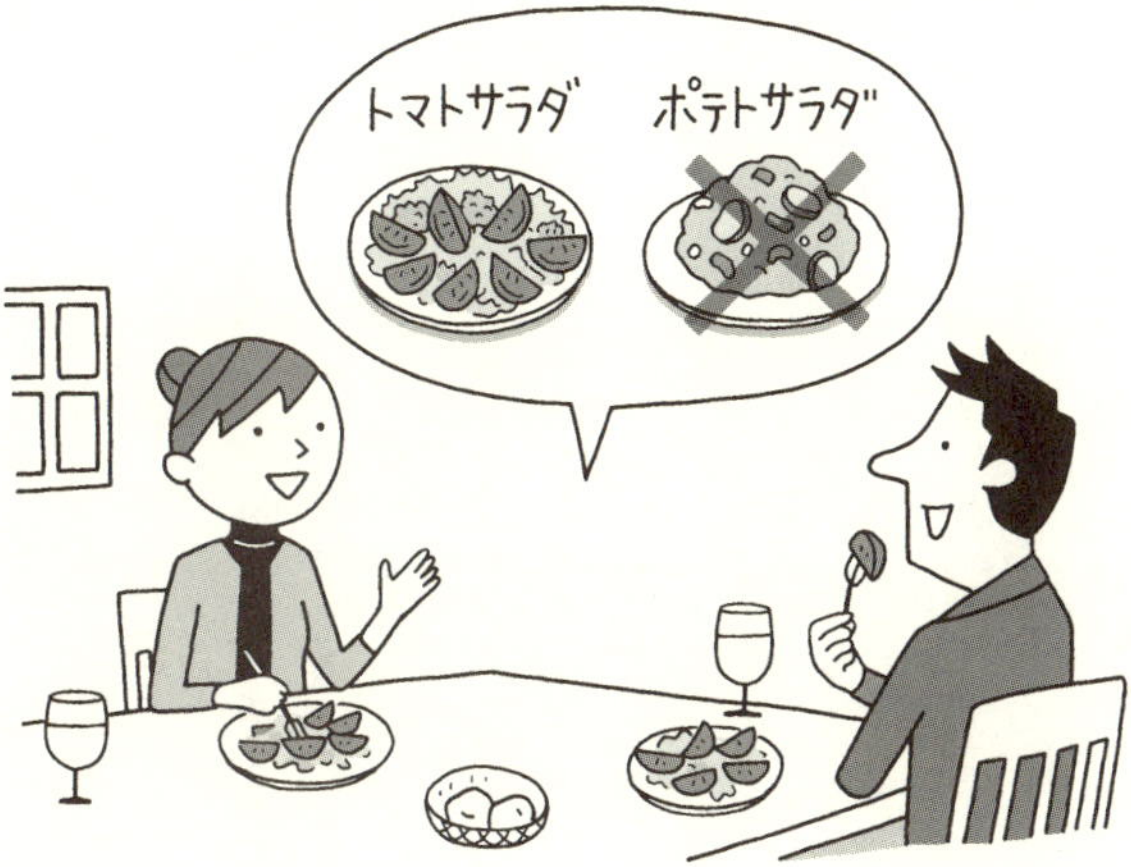

んな店であっても、避けたほうがいいと思います。

　例外的に、非常に良質な油を使う天ぷら屋やきちんとした作り方をしている名のあるトンカツ屋で、たまに食事を楽しむというようなことがあっても、それはいいと思います。けれども、**信頼できない店で揚げ物を食べるのは、危険なこと**でもあります。

　なぜかというと、揚げ油が繰り返し使われているケースが圧倒的に多いからです。古い油に新しい油を注ぎ足しながら使う店が多いのです。油はいったん加熱されると酸化してしまいます。**酸化した油はもはや毒物**です。繰り返し使うということは、相当酸化した油で食材を揚げているということで、非常に危険度が高い。

それどころか、26ページでも触れたように、劣悪な油を使って料理を作っている店もたくさんあるので、信頼できる店以外で揚げ物を食べるのはお勧めできません。

揚げ物に使われている素材がよく分からない代物であることも多いです。店側からすると、少々劣化した物でも揚げてしまうと分からなくなるという利点があるのです。

イモ類を揚げた物は特に危険です。イモ類が高温に晒《さら》されると、アクリルアミドという発がん性物質が生まれてしまう可能性が高いからです。とにかく揚げ物は避けておくに越したことはありません。

次に危険なのは、いわゆる肉加工品。ハム、ソーセージ、ベーコン、それから魚肉練り製品といわれる物です。これもきちんとした信頼のおける店のきちんとした作り方をしている物であればいいのですが、あくまでそれは例外的で、一般には相当量の食品添加物が入っていると思ってください。

例えば、結着剤としてのリン酸塩。発色剤としての亜硝酸ナトリウム。それから、着色料としてのコチニール色素。こういう物が大量に使われています。加えて、たんぱく加水分解物、酵母エキス、加工でんぷんなど、食品添加物に分類されずに原材料の一部として扱われている物も、加工品の中には大量に入っています。食品添加物に分類されていなければ安全なのかというと、決してそうではありません。

結局は、**可能な限り生野菜を先に注文して食べるようにするのが安全**です。ただ、これにも落とし穴があります。大きなチェーン店などでは、次亜塩素酸ソーダという塩素系の薬品を使って野菜を消毒し、それを出している場合もあります。それでも、生野菜のほうが加工した物よりは比較的安全ですので、メニューにあれば生野菜を選びましょう。

ドレッシング、マヨネーズのような物は不要です。生野菜にそのまま良質な塩やオリーブオイル、酢などで味をつければ十分おいしく食べられます。好みにもよりますが、市販のマヨネーズやドレッシングよりもはるかにおいしい場合もあります。

ちょっと気の利いた店だったら、オリーブオイル（エキストラバージン）とビネガーくらいなら、頼めば持ってきてくれます。たとえ有料だったとしても、たいした金額ではありません。なじみの店であればなおさらのこと、その程度のわがままは聞いてくれるでしょう。客はそのお返しとして、その店が親切であること、素晴らしい店であることを、ＳＮＳなどで情報発信すればいいと思います。

さらに、**豆の料理があれば、それをオーダーすることを勧めます。**枝豆を茹《ゆ》でた物でももちろんいいと思いますし、豆のスープを作っている店もあります。豆をひじきなどと一緒に軽く煮込む和風の惣菜もあるかもしれません。そういった物を積極的に注文するというのが賢い選び方ではないかと思います。

回転寿司では「このネタを食べてはいけない」

寿司というのは、そもそも江戸時代に流行り始め、完成したものです。関西では押し寿司が主流だったのですが、江戸に伝わってきてから、つまみやすい握り寿司の形となって広まりました。その握り寿司を当時の江戸の庶民がどのようにして食べていたかというと、屋台だったのです。

屋台ですから、ネタにはイワシのように腐りやすい物はあまり使われていませんでした。マグロでも、トロの部分は脂が酸化して腐敗しやすいので、捨てられていたぐらいです。そのため、赤身が中心だったということです。それも、保《も》ちをよくするために、醤油と煮切った酒を合わせたような各店秘伝のタレに漬け込んで、「ヅケ」にしてからネタにしていたようです。

ですから、言ってみれば**寿司は江戸のファストフードであって、決して高級な食べ**

物ではありませんでした。当時はあくまで庶民的で便利で気楽な食べ物として人気を博していたのです。

それが今では、寿司がさも高級な食べ物であるかのように成り上がってしまい、途方もなく高級な白木のカウンターを作りつけたり、食事代で一人三万円も五万円も取ったりするような店が平気で出てきました。それをまた、したり顔で紹介するグルメ評論家のような俗っぽい人たちがいたり、さらにそれを煽《あお》り立てるようなメディアもあったりで、もう収拾がつかない状態です。そんな光景を見ると、私などはつい、「笑わせるねぇ。たかが寿司じゃねぇか」と思ってしまうのです。

そういう意味では、いいか悪いかは別として、現代のファストフードとして、回転寿司の形で寿司屋が存在感を増しているのを、私は全面否定しません。寿司屋が、本来の姿に戻って、より便利に立ち寄れるお店になったのなら、形式としてはそれでいいと思っているのです（ただし、回転寿司の中身については言いたいことがありますけど）。

江戸時代には不可能だったレベルまで衛生管理ができるようになった現代、冷蔵庫など先端の設備をうまく利用することで、きちんとした寿司を回転させ、客が好きなネタを選べるようにするなんて、大変なアイデアです。喜ばしいことです。むしろ何万円もする高級店のほうが、本来の寿司屋からは遠い存在なのです。それなら高級料亭でもやればいい。

ですから、これからは本格的な回転寿司の店ができて欲しいと私は思っているのです。それはまんざらなくもありません。私の知り合いは西伊豆で回転寿司屋を営業していますが、その母体は地元の魚屋です。魚屋が仕入れたネタを寿司屋でさばいているのです。配膳の機能として回転する寿司のレーンを使っているだけで、いいネタが出てくるのです。回転寿司としては値段が高めかもしれませんが、一人で三〇〇〇円分も食べればお腹いっぱいです。西伊豆だからこそできることかもしれませんけれど、それに近いことは、東京や大阪の街中でも本気でやろうと思えばできるのではないでしょうか。

ただ、残念ながら現状ではほとんどの回転寿司は安かろう、悪かろうになっていますので、そのような回転寿司に行かざるを得ない場合に、どのようにネタを選ぶべきかをここでは考えてみたいと思います。

まず、**イワシ、アジなどを中心に近海の小魚を選んでください。**次に、あまり大きくない魚。**天然物のタイ、イサキ、イナダといった物があれば、次なるチョイスとしてはいい**と思います。**なるべく遠洋の魚は食べないというのが鉄則。**

最近はカジキマグロも寿司ネタになっていますが、**遠洋で獲れる大型魚を避けたほうがいいのは、水銀、鉛といった重金属による汚染が心配されているから**です。アメリカでは、妊婦、授乳婦に対しては摂取勧告量があるほどです。日本でも農林水産省がホームページなどで注意をうながしてはいるのですけれども、目立たないようにしか出さないので、ほとんど誰にも気づかれていません。

特に妊娠中の方は注意が必要ですし、子どもには食べさせてはいけません。同じ量を食べたとしても、大人のように身体が大きくない子どもへの影響は甚大です。

もう一つ、**貝類は食べないほうがいい**です。アカガイなどをはじめとして、別種をそう呼んでいる偽物も多いですし、他の魚に比べて鮮度が落ちると当たることが多いので、事故を防ぐためにたいていかなり消毒してあります。よほど出どころが明確で「○○産の新鮮な物が手に入りました」と表示されているような場合は別として、通常はあまりいい状態ではないと心得て、避けるに越したことはありません。

昔は、貝類は傷《いた》みやすかったため、なかなか寿司ネタにはなりませんでした。せいぜいハマグリを煮た物ぐらいしかなかったのです。

残念なことですが、海産物は特に放射性物質による汚染も考えなければならない時代になってしまいました。水揚げされた魚介類すべてを検査するわけにもいきませんので、私たちが頼りにできる情報は産地表示だけです。それも偽装していないことを前提にするしかないのですが。最低でも、**東北、関東の沖合で獲れた魚は食べないほうがいい**と思います。

海はつながっていますから、一〇〇パーセント大丈夫と言い切れるところはもうないのですが、私自身は紀伊半島から西は比較的安全と踏んでいます。**瀬戸内海、山陰、九州で水揚げされた魚を選ぶようにする**ことを勧めます。とはいっても、東北で獲って九州の港に水揚げするというような例もあるので、注意は必要です。

広い範囲を回遊する魚は水揚げされた場所だけでは判断できませんので、魚の習性も知っておく必要があります。

例えば、カツオは東北のほうまで北上してから、また南下してきます。四国沖で獲れたとしても、初ガツオはいいのですが、戻りガツオは三陸沖で放射性物質を蓄えてきている危険性が高いので食べないほうがいい。

サンマは、北上したらそのまま戻っては来ませんけれども、北海道で獲れたから大丈夫かというと、途中で汚染地域の三陸沖を通過するわけですからやはり危ないのです。北海道で水揚げしているだけで、獲っているのはほとんど三陸沖です。北海道も、日本海側のほうはまだ安全なのですが、太平洋側はかなり汚染されています。

私はもうサンマは食べません。代わりにイワシ、アジなどを選んでいます。**イワシやアジは日本の近海ならほとんどどこでも獲れますので、産地が偽装されることもまずない**と思っていい。相当悪意があれば別ですけれど、近海の小魚であえて偽装しても利益にならないので、偽装する意味がないのです。

練り物も小規模な会社の物であれば、だいたい地元産の材料で作られていると考えていいと思います。材料になる白身の魚は鮮度が重要ですので、わざわざ遠くから輸送費をかけて運んできても高くつくだけですから。昔は北海道のタラをわざわざ取り寄せて練り物に加えたということはありましたが、流通にかかる経費もバカにならないわけで、今は通常はないと思います。加工食品ですから、むしろ食品添加物のほうが心配です。

タラというのはわりと深海にいる魚ですけれども、オホーツク海から下北半島のほうまで来て漁獲されるケースが多く、やはり汚染が心配されます。

とはいえ、これは私の個人的な見解ですので、読者の皆様はご自分なりの判断基準を持って選択していただきたいと思います。誓って申し上げますが、私は漁業関係者の方々を困らせようなどという意図はまったく持っておりません。ただ、放射性物質による汚染は非常に危険なので、食の安全を守るという立場から注意をうながしたいだけなので、誤解なきようお願いいたします。

それから、**ネギトロ（120ページ参照）、細切りイカの明太子和えとかウニ和えといった加工品、イクラなど魚卵系も避けたい**です。

回転寿司ではよく養殖のマグロが出てきますが、蓄養というのもあります。稚魚から育てる養殖と違って、蓄養というのは成魚を捕まえてきてエサを与え、大きくすることをいいます。マグロは泳ぎっぱなしという習性があることで有名ですけれど、蓄養だと運動量が少なくなります。加えて、エサに脂肪分を大量に入れるので、全身トロというのか、赤身の部分が全体の二〇～三〇パーセントしかない体のマグロが出来上がるのです。これはもちろん自然に育っていたらあり得ない体なのですが、そのおかげで中トロがたくさん、大トロも取れるわけです。

ところが、狭いところで泳がされるマグロには、傷ができたり、ストレスもかかるので、抗生物質のような薬品が大量に投与されています。もはや本来のマグロの味ではなくなっているのです。

マグロの中トロを醤油に浸けると、脂が若干散ります。その脂の散り方を見比べてみると、**もうわずかしか獲れない本物のマグロの中トロと、蓄養マグロの中トロとでは、脂の散る様子がまったく違います。**蓄養のほうが、脂の塊が大きい。このような品質の物が回転寿司のネタとして出ていくわけです。もしも回転寿司で本物のマグロを扱っている場合は、「天然本マグロ」などと表示があると思います。こういうことであえて嘘をついてもしようがないですから、表示があれば信じてよいと思います。

コハダやサバも、回転寿司できれいにさばいて酢じめにしているところはないでしょうから、別のところで加工された物、すなわち食品添加物まみれの物を使っていると考えたほうがいいでしょう。

アマエビは相当消毒していると思います。ハマチは一般的には養殖物が多いですから、抗生物質や抗菌剤などの薬品の問題があります。ただ、天然物もなくはないので、確認してみるといいと思います。

結局、イワシ、アジぐらいが安全なのではないでしょうか。**イカやタコなども比較的安全**かもしれません。

回転寿司には衛生上の問題もあります。生魚を大量に扱うので衛生問題はどこの店も苦労しているのですが、事故を防ぐために店中を次亜塩素酸ソーダで消毒したりするのです。開店前、閉店後など、消毒薬臭くてどうしようもないこともあります。**開店直後の、掃除したての店に入ったとき、次亜塩素酸ソーダのにおいがプンプンしていたら、何か理由をつけてでも食べないで出てきたほうが無難**かもしれません。まな板など調理用具も次亜塩素酸ソーダを使って消毒するのはマニュアルで指導されていますけれども、においが残るということは、消毒後、きちんと洗浄していないからです。それはつまり、食材にも薬品が残留したまま提供される可能性があるということです。

次亜塩素酸ソーダは人体にとって有害です。もともと殺菌のために体内でもごく微量に作られる物質ではありますが、必要量以上は摂取しないほうがよいのです。致死量がありますから、大量に摂ると死に至ります。においというのも、店選びに重要な要素なのです。

焼き鳥はまず「塩」で食べる

基本的に、安い焼き鳥屋は自分の店で串を打ちません。店主に東南アジアや中国で串を打った物が冷凍され、そのまま店に入ってきます。店ではその日使う分だけを解凍し、それをただ焼くだけ。そんな店が圧倒的に多いのです。

きちんと仕事をしている店というのは、開店前に行くとスタッフが下ごしらえで串を打っています。そういう光景を見かけたら、その店の姿勢を評価して贔屓《ひいき》にしていただきたい。店の奥で焼き鳥を焼いてからお客に出してくるような店は、あまり実態を見せたくないということかもしれませんから、避けたほうが無難でしょう。

使われる鶏肉の産地としては、東南アジアが多いのですけれども、最近はブラジルの鶏が入ってきています。これが、封を切ったとたんに「これは食べられません！」

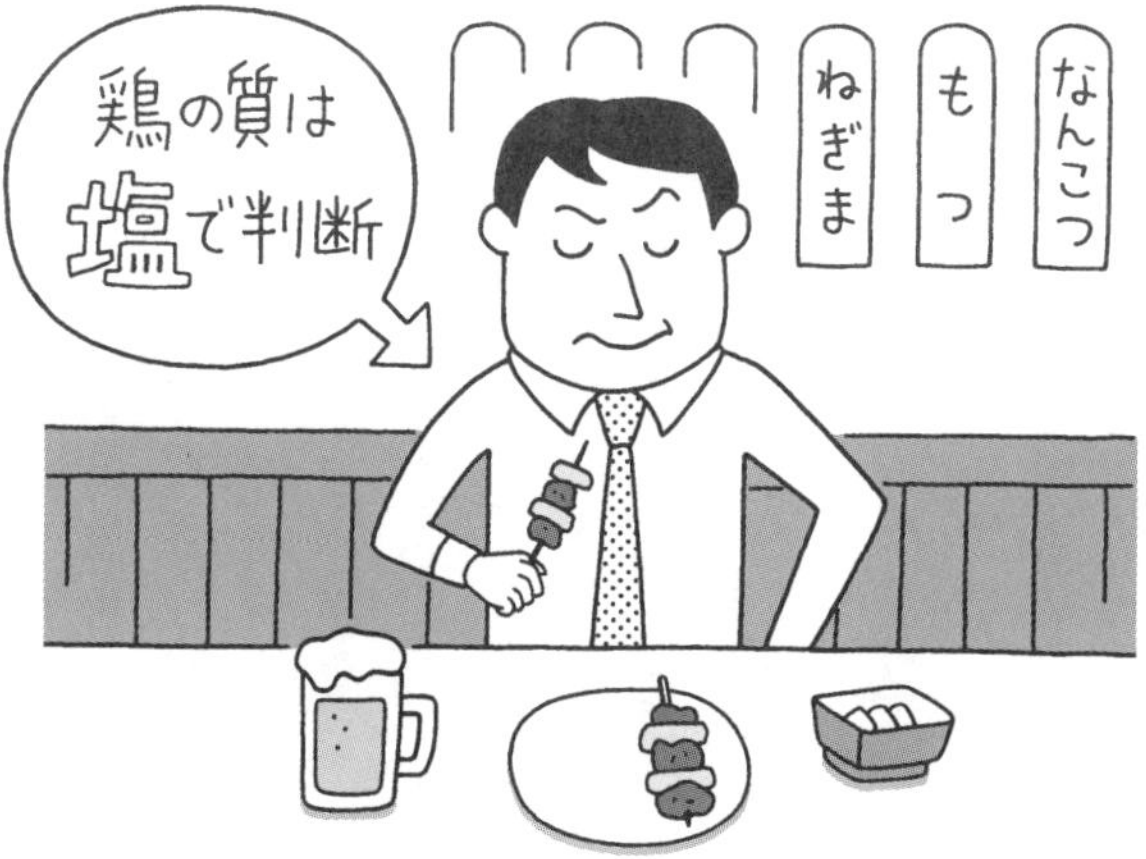

というぐらい臭いのです。

では肝心の鶏肉の質を見定めるには何を注文したらよいのでしょうか。それはズバリ〝塩味〟です。

なぜ塩がいいのかというと、見定めがつかない鶏の判断をするのに分かりやすいからです。塩で一、二本頼んでみる。劣悪な鶏を使っている場合、塩を振って焼いただけだと臭いのです。「なんだ、これ。全然おいしくない」というような物は、原材料が劣悪だと判断し、仮にタレでそこそこ食べられたとしても、それはタレの味で食べているだけですから、そういう店では食べないほうがいいと判断してもらいたいのです。

それこそ昔は、焼き鳥屋でもうなぎ屋でも秘伝のタレがありました。少しずつ注ぎ足しては店主が味を常に確認し、独自のタレを作っていたのです。数少なくはなったものの、もちろん今でもそういう店はあります。そういう店を見つけたら、客として応援する姿勢が必要だと思います。

今では、三リットルぐらいのペットボトルや一斗缶に入った業務用の焼き鳥のタレという物が売られているのです。業務用で驚くほど安い物が出回っています。それをドボドボと壺みたいな容器に空けて、解凍した串打ちの鶏を浸けて焼くだけという店が増えました。そのタレの中には大量の食品添加物が入っています。「そんな物を食べてもしようがないでしょ?」と言いたいです。

まずは塩で食べてみて、おいしくないなと感じたら、焼き鳥屋に行ったとしても焼き鳥はもう頼まずに、別の物でお茶を濁してお酒だけ飲んで帰ってくるのが賢明だと思います。

秘伝の味を守りながら、真面目に店を営んでいる方々にとっては、一緒にされたくないような焼き鳥屋ばかりが増えるのは、迷惑この上ない話でしょう。客の側が選択眼を磨き、本物を見分けられるようにならなければいけませんね。

ノンオイルと業務用マヨネーズには要注意！

そもそも、安さが売りのチェーン店のような店では、自前でポテトサラダなど作っていません。真空パックに詰められた加工品が店に届けられるので、それを小分けにして小丼に盛っているだけです。きちんとその店で作っているかどうかは他のメニューからも推測できますが、「これ、お店で作っているの？」ぐらいは質問してもいいと思うのです。

その店で作っていると分かったら、今度はマヨネーズに気をつけましょう。**ポテトサラダに使われているマヨネーズ様の物がありますが、あれは本物のマヨネーズではないのです。**

本物のマヨネーズは、卵にオイル、塩、酢を混ぜ、マスタードやコショウで香りを付けて作るのが基本ですが、業務用として売られている物には肝心の卵が使われていません。あの卵色は着色料によるものなのです。オイルは使いますが、とろみも香りも化学物質だけで作られています。食品添加物の塊と言ってもいい。

そういう代物が、業務用のパックのお化けみたいな巨大な容器でドーンと届くのです。それでポテトを和えて、ポテトサラダと称して出している店もありますから、信頼できる店かどうかをまず確認してからオーダーするようにしてもらいたいものです。

ところがこのマヨネーズ様調味料は、普段、本物のマヨネーズを食べている人なら区別がつきますけれども、市販のマヨネーズを食べ続けている人には区別がつかないかもしれません。

大手メーカーでは、家庭用と業務用とでは原材料が違うマヨネーズを作っています。

業務用のマヨネーズのほうが、より安い材料を使っているのです。そこからさらに材料を悪くした物がマヨネーズ様物質。このマヨネーズもどきが最悪です。

とはいえ、市販の家庭用マヨネーズもそれに近い代物になってきています。食べると口の中に膜が張ったようになり、かなりネットリ感があります。きちんとしたオイルで、家庭で作った本物のマヨネーズではそういうことはありません。

一般の消費者には、市販されているマヨネーズも業務用のマヨネーズも、マヨネーズもどきも、言われなければ違いはほとんど感じられないかもしれません。

築地など大きな仕入れ市場に行くと、食品が業務用のお得な大型パックで売られています。ポテトサラダやマカロニサラダなどパックに詰められた物が、それこそ日向《ひなた》に並べて置いてあります。大量の防腐剤が入っているので、日光に当たっても腐る心配がないからです。それを飲食店の人たちが普通に買っていきます。

店ではそれが出てくるということです。ですから、メニューが仕入れ品だということが分かったら、避けたほうがいいでしょう。

分からないようならポテトサラダは注文せずに、まずはトマトサラダを注文する。食べながら様子を見て、「この店、大丈夫そう」ということが分かったら、いろいろ注文すればいいと思います。

私たち同業者は、調理場の雰囲気や店員の態度などから、その店が仕入れ品をたくさん出す店かどうか、直感的に分かります。ただ、「この店は失敗したな」と思っても、一度入ってしまったらそのまま出てくるわけにもいきませんよね。何かオーダーして食べなくてはなりません。

その場合、サラダを頼むならポテトサラダは避けて、トマトやキュウリのサラダ、グリーンサラダのように**基本的に原材料があまり加工されない物を選ぶ**のがポイントなのです。

さらに、最近は生野菜にドレッシングを選べる場合があって、ノンオイルのドレッシングからマヨネーズみたいな物までチョイスできたりします。こういう物はマヨネーズでもドレッシングでもなく、多量の食品添加物、特に増粘多糖類といわれる物質が入っていますので、やめておいたほうがいい。

ノンオイルと言うと、一見健康によいような気がしますけれども、とんでもない。マヨネーズもドレッシングも、オイルに酢を混ぜることによって、乳化、つまり油の分解が起きます。乳化作用が起きると油の分子が細かくなるので、それがうまみになるのです。熱によっても油は分解して乳化が起きます。余談ですが、炒め物はそれでおいしくなるのです。

ところが、ノンオイルの製品は乳化作用を利用しないわけで、その分、食品添加物を大量に加えてうまみを出しているのです。これは添加物だけで作られたようなものですから、ノンオイルと自慢げに表示しているようなマヨネーズやドレッシング〝みたいな物〟は食べないほうがいいということです。

というわけで、注文するならポテトサラダやマカロニサラダなどはなるべく避けて、生の野菜を使っているサラダをチョイスしましょう。ついでに「ドレッシングもマヨネーズもかけないでね。お塩で食べるのが好きなんだ」とお願いしてみましょう。

でも、そこで塩化ナトリウム九九パーセントの食塩が出てきたのでは意味がないですから（247ページ参照）、塩ぐらいは自分で携帯する努力が必要かもしれません。まさか自分で作ったドレッシングを持ち歩くわけにもいかないですけれども、いい塩ぐらいなら、人に分からないようにパパッとかけることはできると思います。

外出時、私はしばしばよい塩を携帯します。夏の暑い盛りなどに、水と塩で凌ぐこともあり、結構役立ちます。

魚を食べるなら「練り物」より「丸ごと」！

魚肉の練り製品というのは、本来はものすごく手間のかかる物ですし、材料もそれなりにいい物を使うので、かなり高価な物です。今でも、食品添加物を使わずに魚のすり身と、塩、酒など本当にシンプルな材料のみを練り込んで、湯に通したり、焼いたりして丁寧に作っている小規模な会社のよい製品はあります。しかし、価格はかなりお高めなのです。

ではなぜ、かまぼこやはんぺんといった製品があんなに安く出回っているのでしょう。

違いは材料にあります。安い練り製品には、まず質のいい物は使われていませんし、主に大豆たんぱくを加えて増量しています。大豆たんぱくといっても、大豆油を取るために大豆を搾った搾りカス。本来なら捨ててしまうものですから、言ってみれば産業廃棄物です。それを加工して魚肉練り製品の中に混ぜていくと、量が増すわけです。その練り物を滑らかに仕上げるために乳化剤が大量に使われ、劣悪な素材の食味の悪さをごまかすため、うまみを増すたんぱく加水分解物などの、いわゆるアミノ酸が大量に足されます。

さらに大量の防腐剤が加えられています。おからもそうですが、大豆たんぱくというのは大豆から油を取っただけの物ですから、空気にも触れ、したがって雑菌もつきやすく、非常に腐りやすい。腐りやすい魚のすり身と大豆たんぱくを使った製品を売ると決めた以上、絶対腐らない物を作る以外にない。それには薬品を使うしかないのです。

一般に、**魚肉練り製品というのはこのように添加物の塊**です。

ソーセージなどもそうですが、練り製品という物は、加工の段階で肉の塊よりも空気に触れる表面積が大きいわけですから、細菌が混入する可能性も高い。よりいっそう、衛生面で気を遣う必要がある製品なのです。

昔は塩が防腐剤の役割を果たしていました。会社ごと、職人ごとにやり方は少しずつ違っていたのでしょうけれども、塩をどういう分量で、どのタイミングで入れるかということで、防腐効果に違いが出るだけではなく、味や食感が変わったのだと思います。塩加減、手加減一つで今のような大量の添加物投入と同様の効果を得る技術を、かつての職人は持っていたのでしょう。

それでもやはり、昔のかまぼこはかなり塩辛かったのです。今は減塩が時代の趨勢《すうせい》ですし、塩辛いと消費者の食べる量も少なくなりますから、それでは売上につながりません。

工場の機械で大量生産する時代になって職人技は軽んじられるようになり、塩を減らす代わりに加えるべき薬品、プリプリ感を出すために必要な食品添加物などが研究されてきたわけです。

九州あたりに行くと、地元の新鮮な食材を使ったきちんとした物を出してくれる居酒屋などがあって、そうした店のさつま揚げはやはりおいしい。そういう貴重な機会があれば別ですが、今、通常手に入る練り物は危険です。もとの形がなくなってしまった練り物よりも、できるだけ頭も尾も付いた、原形が残っている状態の魚を食べるほうが安全です。

「油の害」が怖い揚げドーナツ

酸化した油の危険性があるので、おやつ的な物も油で揚げた物はできるだけ避けるのが無難です。特にドーナツ系は、手軽に買ったり作ったりする身近なおやつであるだけに、油の交換もあまり頻繁でなかったり、それほどいい油を使っていなかったりと、いい加減な例が多いのです。

もしも、揚げたドーナツと焼いたドーナツ二種類から選ぶことができるならば、迷わず焼いたドーナツを選んでもらいたいです。この場合、ドーナツ生地の品質の問題は考えないことにします。単純に、**揚げた物か、焼いた物かというチョイスなら、焼いた物にしたほうがいい**ということです。

そもそも、過度に熱を加えた食品というのはそれだけで危険性が高いので、あまり食べないほうがいいのです。高温で長時間調理した物には、身体にとって毒性のある物が発生している可能性があります。小麦粉にも植物性のたんぱく質が含まれていますが、少なくとも、たんぱく質は高温になれば変成してしまいます。

ということは、ケーキやクッキーなどの焼き菓子も長時間オーブンで焼きますから、身体にいい食べ物ではありません。たくさん食べる物ではないということです。**良質な物を少量いただくというのが基本**です。

だいたい、昔はクッキーもビスケットも手作りでしたから、そんなに手軽に作れる物ではなく、貴重品だったのです。それが工業製品化できるようになったために、袋や箱単位で大量に食べられるようになってしまった。そこがそもそもおかしいのです。工業製品化するために安価な材料が使われるようになり、トランス脂肪酸やいろいろな添加物が使われて、いっそう危険な食べ物になってしまいました。そんな物をたくさん食べるようになってしまったので、身体にいろいろな害が出ているわけです。

パンなども、もともとはそれほど高温にして焼く物ではなかったのです。というのも、下から薪《まき》を焚《た》く石窯では、それほど高温にはならなかったからです。

二四〇度というのがオメガ9（植物性脂肪で不飽和脂肪酸の一つ。オリーブ油などに含まれる）の分解点ですから、二二〇～二三〇度以上にはしなかったはずで、それ以上にする技術もなかった。近年、オーブンの庫内の温度が上げられるようになったのは、密閉度が高くなったからです。いずれにしても、あまりにも高温にするのは危険度が高いのです。

ドーナツというのは要するに小麦の粉ですから、揚げれば大変な量の油を吸ってしまいます。それが良質の油であるならまだしも、劣悪な使い古しみたいな油だったとしたら？　トランス脂肪酸まみれだったとしたら？　しかも、高温調理のためにたんぱく質は変成し、さらに砂糖をまぶしてあったりするわけです。どれだけ身体に悪い食べ物になっていることか。

そういう食品を、子どもたちには特に食べさせたくない。焼きドーナツなら安全ということもないのですが、油の害がないだけまだましというネガティブ・チョイスで、迷ったら焼きドーナツです。

真っ白なクリームは「トランス脂肪酸の塊」!

最近は、姿かたちだけは高級店のケーキとさして遜色《そんしょく》のない安いケーキがあります。ところが、そういうケーキに使われている原材料は、雲泥《うんでい》の差と言ってもいいぐらい高級品とはまったく違います。まず何が一番違うのかというと、クリームです。

安物のショートケーキに使われているクリームは、実は乳製品ではありません。植物性のクリームと言われる物で、「クリーム」と呼んでいいのかさえ危ぶまれる、トランス脂肪酸の塊です。

今や、安く数を売りたいというケーキ屋が多くなってきたようですので、職人がクリームを立てるということは少なくなっていると思ったほうがよいです。

クリームを立てるというのは、本来、ケーキ職人にとっては重要な仕事の一つなのです。満足にクリームも立てられなければ、いっぱしの職人にはなれないわけです。

立て方によってクリームの出来は全然違いますから。

自動的に攪拌《かくはん》できる機械を使っている店ももちろんありますが、自分の身体が入ってしまうのではないかというぐらい大きなボウルで立てていくわけで、機械にしろ人力にしろ、クリームを立てるのが大変な作業であることに変わりはありません。

しかし、そんなことはもう今はほとんどやりません。搾り袋に入ったクリームが問屋から冷凍で店にそのまま届くのです。店では使うときに解凍して搾り出すだけ。要するに何もしないのです。

泡立てた状態のクリームが一度冷凍になり、解凍しても泡立ったままというのは不思議ですが、安定剤みたいな物が入っているため、そのままなのです。ですから、搾るだけでケーキのクリームとして使えます。舐《な》めてみれば明らかに生クリームでないことは分かるのですが、本物の生クリームを食べたことがない人には、それさえ分からないでしょう。

主な材料はパームオイル。**パームオイルは、マーガリンやショートニングの原材料として使われる**ことでも有名です。パームオイル自体は泡立たない植物性の不飽和脂肪で、それに泡立たせる薬品、乳化剤など様々な添加物を加えて工場でガーッと攪拌する。あとは香料、それに白い色を付ける着色料が加わります。

本物の生クリームと植物性のクリームの色には、若干違いがあるのです。植物性のほうが真っ白な感じで、本当の乳製品のクリームはほんのり黄色みを帯びています。本物を見慣れている人は、植物性のクリームは真っ白だという印象を受けると思います。微妙な差ですけれど、クリームを普段からよく目にしている人なら違いが分かるでしょう。

この植物性クリームの原材料は、実はほぼコーヒーフレッシュと同じです（つまり、コーヒーフレッシュも危険な食品です）。が、泡立てたままにする必要があるので、さらに添加物が加えられているのです。

本物のケーキ職人なら、生クリームには相当気を遣うはずです。立て方が下手だとケーキを作ったときに〝ダレ〟てしまい、何ともいえない残念な感じになってしまいます。仕上がりの美しさは損なわれますから、職人にしてみるとそういうケーキは売りたくないのです。ですから、クリームを立てるというのは一仕事で、きちんと修業をしていたものなのですけれども、今やそんなところに誇りを持つ職人も少なくなってしまいました。

植物性クリームにはトランス脂肪酸が大量に含まれていますけれども、アメリカでは二〇一八年以降、加工食品にトランス脂肪酸は基本的に使用禁止ということが決定されましたので、かなり厳しい規制がかかるようになります。トランス脂肪酸は安全ではないとアメリカ食品医薬品局（FDA）が裁定を下したためです。

トランス脂肪酸というのは糖尿病、心臓病、脳血管系の病気、クローン病という腸の病気など、様々な疾病の原因になっていると長い間指摘されてきましたので、遅きに失した感はあるもののアメリカの措置は正しいと思います。

やはり、人間の健康は圧倒的に食べ物の影響を受けています。悪影響が明らかになっているトランス脂肪酸はできるだけ摂らないに越したことはありません。

食事では、マーガリンやショートニングなどのトランス脂肪酸を摂らないように気を遣っている人も、ケーキ類は意外と安い物を買っていたりします。ロールケーキなども、たっぷり使われている中のクリームは劣悪な植物性クリームである可能性が高いです。せっかく食事に気を遣っていても、これでは何の意味もないことになりかねませんので、クリームたっぷりのケーキはあまり頻繁《ひんぱん》には食べないほうがいい。もし食べるなら、職人が作るきちんとした店のケーキを少量、それもたまにという程度がちょうどいいのではないでしょうか。

焼き菓子にしても大量に食べてはいけませんけれども、**植物性クリームたっぷりのショートケーキにするくらいなら、焼き菓子のほうがまだまし**です。ただし、クッキーの類にもマーガリンやショートニングなどトランス脂肪酸が大量に使われているケースがありますから、そこは確認してください。せっかくショートケーキをやめてクッキーに替えても意味がなくなってしまいますから。**裏の表示を確認して「マーガリン」「ショートニング」とあったらやめておきましょう。**

ショートケーキが好きなら、自分で生クリームを立てることを勧めます。最近流行りのシフォンケーキを買ってきて、生クリームを立ててフルーツでも添えて一緒に食べれば、自家製ショートケーキみたいな物です。

ただ、本物の生クリームは乳製品ですから、これまた大量に食べていい物ではありません。摂取量には気を付けなければなりませんが、自分で作ったほうがはるかに安全です。

ちなみに、ショートケーキがなぜ「ショートケーキ」という名前なのかというと、もともとショートニングを使って作られていた物だからです。

3章

主食

――いつもの米、パン、麺の〝ここ〟が危険！

精米改良剤入りご飯は「洗剤を食べているようなもの」⁉

外食や中食（弁当や惣菜などを買ってきて家で食べること）産業で使われる米は、一部、国産米も使われてはいますけれども、極端に安い中国産米がほとんどです。「うちは中国産米を会社として使っています」と表明しているファストフードの牛丼チェーンもありますし、カレーのチェーン店やスーパーマーケットが作っている弁当のご飯なども、しばしば堂々と中国産米だということを表明しています。

安く食べられれば米の質は問わないという人は気にする必要はないのですが、毒性のある物、身体に悪い物は食べたくないと考えている人は、安全性が確認されている物を除いては、やはり中国産米は避けたほうがいいと思います。強力な農薬を使っているケースもあり、分析すると相当の化学物質が出てくることもあります。

日本の米の汚染も十分に怖いのですけれども、中国はさらにすごいのです。農薬の

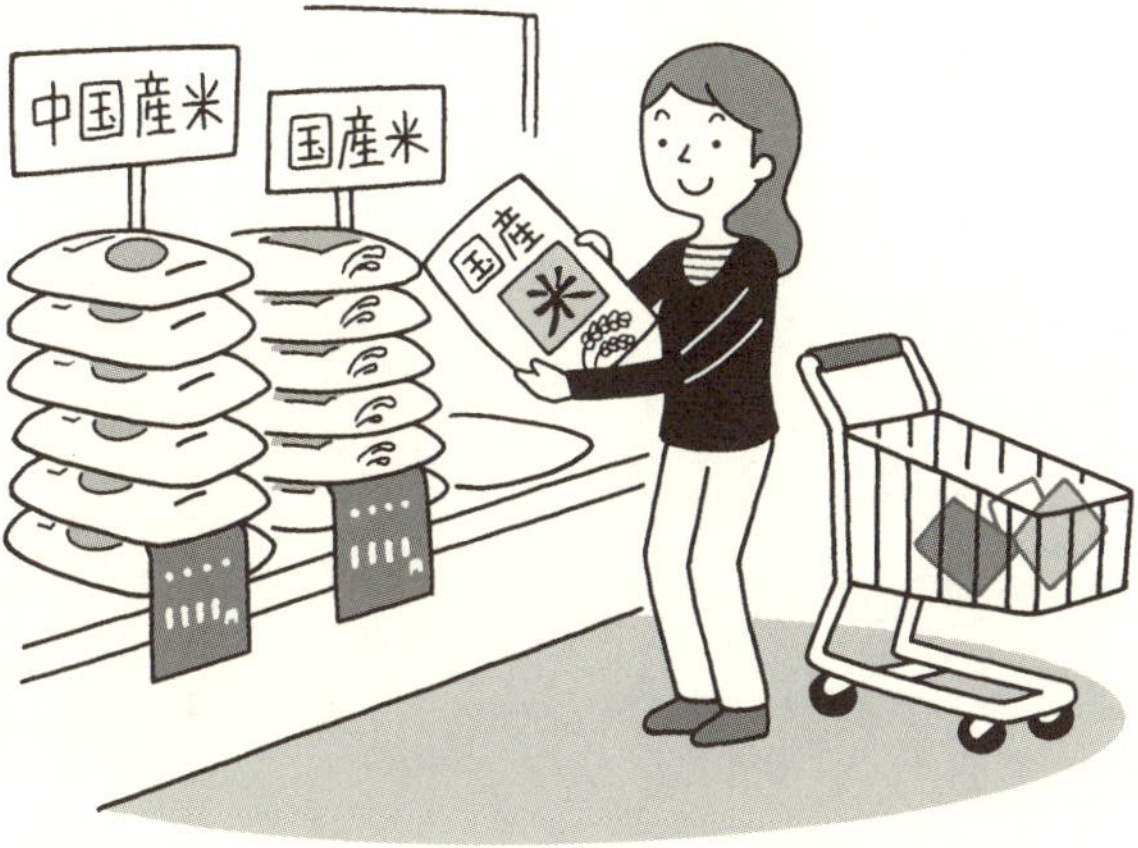

懸念《けねん》だけでなく、中国は土壌そのものがかなり汚染されている地域もありますので、その点も考慮すべきです。**すべてがとは言えませんが、中国産米はかなりリスクがあると思って欲しい。**安い物には安いなりの理由があるのです。

中国産だけでなく、日本に輸入されてきている物はかなり汚染されている物があると考えたほうがいいでしょう。

日本の米だって、分析すればいろいろ出てきますし、カドミウムが相当含まれているとも言われています。決して安全とは言い切れないのが実情ですけれども、それでもまだ中国産米などの外国産よりははるかにましです。

米は、まずは産地で選んで欲しいということです。

気をつけたいのは、国産でも放射性物質などによって汚染された米が出回っていることです。表示されていれば避けることも可能ですが、完全に偽装されていれば、それを見破ることはなかなかできません。信頼のおける店で買うとか、農家から直接取り寄せるという手段もありますので、各自で工夫して防衛するしかありません。

わけの分からない安い米というのは危険性が高いということを、最低限認識しておく必要があると思います。

〝国が安全だと言っているのだから大丈夫、どんどん食べて応援しよう〟と思っている方は、もちろんそうなさってください。これは個人の判断に委ねるしかない問題です。

もう一つ注意してもらいたいのは、**安い弁当やファストフードで出てくるご飯には、精米改良剤といわれる食品添加物が入っている**ことです。薬品を入れてご飯を炊いているのです。これはもう見破れませんから、味で確認するしかありません。

精米改良剤という物はプロピレングリコールという物質が主体です。食品添加物としては乳化剤という分類に入れられますが、工業製品として作られている場合には界面活性剤と呼ばれています。シャンプー、洗剤などに使われるのと同じ物質です。極端に言えば、**芳香剤を入れていない洗剤の成分を混ぜたご飯を食べているようなものなのです。**

主にツヤを出す目的で使われるのですが、不自然に光沢があったり、ツヤツヤ、ピカピカしているのに、食べるとモソッとしているというので精米改良剤の使用が分かったりします。米の表面がコーティングされたようになるのだと思います。でも、一般の人にはなかなか分かりにくいのではないでしょうか。

ファミレスなどでは、決まった分量の無洗米がパックされてきますから、その封を切って、決められた大きさの釜にそのままザーッと空けて、水を分量まで入れたら、あとは精米改良剤を入れて、スイッチオンで炊くという誰でもできる方法を取っています。

個人の選択ということになりますが、そんな米（ご飯）など食べたくないという人は注意をしたほうがいいでしょう。

「玄米は身体にいい」の意外な落とし穴

外食でそこまで望むのはレベルが高過ぎるので無理な話なのですが、主食のご飯としては、今当たり前に食べられている白米ではなく、精製していない米のほうがいいのです。

ただし、無農薬有機栽培であればという条件つきです。

実は私はこれまでも、「食べてはいけない食べ物」として、白米、白い小麦粉、白い砂糖をあげてきましたが、それは、これらがカロリーはあってもビタミンやミネラルなどの栄養素をまったく含まない、単純炭水化物と呼ぶべき食べものだからです。

血糖値を急激に上げるだけでなく、他の食品から摂った栄養素を浪費してしまうところも問題で、多食すると太りますし、糖尿病の原因にもなってしまうのです。

それならば玄米のまま食べればいいではないか、と単純にはいかないところがまた困りもの。

外食産業で使われる中国産の汚染された米を玄米で供されたら、これはこれで危険極まりない。というのも、農薬や重金属などの汚染物質は、米の糠《ぬか》部分に蓄えられるからです。どうしても中国産米を食べなければならないのなら、できるだけまわりを削って精白した米のほうがまだ安全です。

本来は、ビタミンもミネラルもバランスよく栄養素の詰まった玄米のほうが身体にはいいに決まっていますけれど、質の悪い米の場合は、精米しなければ危なくて食べられないというのが実情です。

玄米は玄米で、水にしっかり浸けてから時間をかけて炊くことでようやく身体にフィットする食べ物なので、調理には少し手間がかかります。私は玄米が好きですから、ときどきは食べますけれど、日常的に食べているわけではありません。それは、炊く前に基本的に五時間は浸水させなければならないのが面倒だからです。

長時間浸水させるのは、それだけ水に浸けると胚芽が活性化し、前発芽状態になるため、玄米に含まれる発芽抑制因子という毒性成分が消えるからです。水分も十分吸収され、より身体にやさしく、味も消化もよくするためのひと手間なのです。米を前の晩に洗って炊飯器にセットし、翌日玄米モードで炊けばよいだけですから、質のよい米が手に入るなら、白米でなく玄米にシフトしたほうがいいと思います。

厳密には、炊く時間も五時間ぐらい必要なのです。人間はイネ科の植物を生では食べられないために、熱を加えることによって植物のたんぱく質を分解し、食べられるようにしているわけです。外皮が内側の米を守っているのが玄米ですから、食べられるようにするためには、相当熱を加えなければなりません。羽釜（周囲に鍔《つば》のついた炊飯用の釜）を使って薪の火で炊く昔ながらの方法は理にかなっていたのです。

最近は、意識の高い料理店も少しずつ増えてきて、羽釜で炊く玄米を売りにしているようなところもあります。

もしも、近くに安全な米を羽釜で炊いて出してくれる店があるなら、通うことで応援してもらいたいと思います。羽釜だと一度にたくさん炊けるので、おいしく炊けるのです。料理店だからこそ出せる味とも言え、消費者も、安さではなくこうした価値を外食に期待できるようになるといいと思います。

玄米を常食したいということならば、よく噛むという食べ方も有効です。子どもの頃から玄米を食べている人はそんなことはないのですけれども、大人になってから食べ始めた人に、消化不良が起こることがあるのです。そうでなくても、もたれるという人もいます。これはきちんと噛んでいないからで、しっかりとよく噛むことを心がけてください。

噛むことで、食べた物が細かく砕かれることは大事な要素ですが、それ以上に重要なのは、**噛んでいる間に大量の唾液が出る**ことです。唾液と食べた物が混じり合うのが消化の第一歩ですが、これは健康的な食事という観点から見ると、とても重要なステップと言えます。

ちなみに、家庭では毎食羽釜で炊くことなどほとんど不可能ですし、毎回長時間浸水させるのも難しいかもしれません。

そこで、白米と同様に気楽に炊けて栄養価はほとんど玄米と変わらない、三分搗《づ》き米を私は推奨しています。ご飯の食べ方として、三分搗きが最も理想的だと思います。この頃はコンパクトな精米機も売られていますし、米屋にでも頼めば三分に搗いてくれますので、うまく利用することを勧めます。

立ち食いそば屋のそばは「もはやそばではない」

立ち食いそばのそばは、もはや「蕎麦」と呼べる代物ではありません。**そば粉などほとんど入っていない**のです。一般には、おいしいとは感じられないと思います。なぜまずいのかというと、それはもはやそばではないからです。

あのそばらしき麺は、小麦粉を主体に、いろいろな食品添加物が加えられ、着色された物です。原料のほとんどが中国産で、安全性は極めて低い。あのように茹でた状態で店に運ばれてきて、平気で常温放置できてしまうなど、普通ではあり得ません。自分で麺を茹でたことがある人なら、それがどれほど異常なことか分かるでしょう。

便利ですし、あっという間に出てきますし、そういうものを求めて立ち食いそばを利用するというのだったら、年に何回かはあってもいいと思いますけれども、それならば危険を覚悟の上で食べてもらいたいです。

出汁《だし》にしても、天然の物などほとんど入っていないと考えたほうがいいです。

製法はいろいろあるでしょうし、どの店も同じではないでしょうけれども、そばつゆは東南アジアの工場で作られて、日本に運ばれてくるケースが圧倒的に多いようです。灯油のポリタンクみたいな容器に入って店に運ばれてきたそばつゆを、ドボドボ鍋に入れて加熱したり、盛りそば用のつゆをそのまま出したりするということになっているのだと思います。もちろんアミノ酸など化学調味料が大量に入っています。

そういうものが身体にどのような影響を及ぼすか、消費者それぞれが考えるべきことだと思いますが、少なくとも、特定のアミノ酸が急激に大量に摂り込まれると、私たちの身体は混乱を起こしてしまい、それがよいほうに作用することはありません。

どうしても立ち食いそばを食べざるを得ない場合は、**可能な限りトッピングの揚げ物は避けましょう。**こんな店で揚げ油だけは気を遣っている、などということはあり得ませんから、せめて、揚げ物は載せないで食べて欲しいと思います。

山菜もやめたほうがいいです。山菜というのが曲者で、多くは中国、東南アジアから輸入されてくるのですが、ものすごく強力な薬液に浸かっています。そうでなければ保たないのです。

とろろも、本物を店ですっているわけではなく、山芋の粉を水で溶いた物ですし、おろしそばの大根おろしも乾燥した粉の物が出ています。

ネギは生のネギを使っていますけれども、これはほとんど中国産で、輸入されたネギが工場で刻まれて、パック入りになって店に届くのです。機械で切っていますが、洗わないので大量の雑菌が付いている場合も多々あります。

ネギに限らず、青ものなど野菜は洗わないのが原則なのです。洗ったらすぐ劣化してしまいますから。洗ったネギと、洗わないネギを刻んで比べてみると、保ちが全然違うことが分かります、**野菜は洗わないのが飲食関係者の間ではなかば常識**です。

中華料理店などでも野菜は洗いません。ジャガイモは外側の泥は洗いますが、だいたい飲食店で使うものは、機械で皮を剥きますし、皮が剥かれて納品される場合もあります。色が変わらないように薬品処理して、真空パックに詰めて納品されるのです。

もちろんきちんと洗う意識の高い店もありますが、少数派でしょう。少なくとも、立ち食いそばではネギはやめておいたほうが無難だと思います。

「化学調味料を薄めて作る」ラーメンのスープ

ラーメンの魅力というのは何といっても、安くておいしくてお腹がいっぱいになるところでしょう。だからこそラーメンを食べに行くのです。

客のその期待に応えるには、安い原材料を使うしかありません。どの店でも、非常に質の悪い小麦粉に食品添加物をいろいろ入れて工業的に作られた、安価な麺を利用するのが原則的です。

もちろん例外はたくさんあって、麺にも気を遣って、食品添加物など使わずにオリジナル麺を作っているような店もあります。けれども、だいたいの店では、とてもそんな手間はかけていられないわけですから、ものすごく低質の麺を使っています。よく麺の細さや太さが話題になって、ラーメン屋もそこを売りにしていたりしますけれども、そんなことはどうでもいいから、安全な物を作って欲しいものです。

麺だけでなく、スープも質が悪い。大きな鍋でスープを取っている光景が見られるラーメン屋もありますけれど、すべてを自前で作っている店はこれまたほとんどありません。

『食品の裏側』（東洋経済新報社）の著者・安部司さんはもともと食品添加物の会社に勤めていたのですが、そこでの知識を活かして、まったく化学的な物質だけで誰もが「おいしい」と感じるとんこつラーメンのスープを作ることができることに気づきました。化学薬品や化学調味料を何種類か混ぜて、ザーッとお湯を入れるだけで、簡単にあのトロンとしたとんこつスープができる。飲んでみても、とんこつスープとしか思えないのです。それが工業的に生産できるということです。**普通のラーメン屋で使っているスープは、そうした化学調味料を薄めたような工業製品**です。また、そこで使われている塩というのは、247ページでも触れるいわゆる塩化ナトリウム（ＮａＣｌ）ですから、その問題もあります。

さらに加えて、うまみを作り出すために油を使うのです。豚の脂（ラード）など動物性の脂を使うことが多いです。脂分が口に入ると、人間の脳は騙されて「うまい」と感じるようになっているのですが、それを利用しているわけです。その脂をどのような形にして、どのぐらい混ぜると人はおいしいと感じるのかということも研究されています。

ところが、動物性の脂は飽和脂肪という物で、大量に摂り込まれてしまうと私たちの身体はうまく処理ができません。身体にとっては大ダメージです。

このような**ラーメンのスープを全部飲み干すのは、危険極まりない行為**です。血圧だけでなく、身体のあちこちに大きな影響を及ぼすことになるでしょう。特に、安いラーメン店に行ったら、スープは残すようにしてもらいたいのです。

結論として、あまり頻繁にラーメンは食べないほうがいい。最近は、化学調味料は一切入れませんという店もけっこう出てきました。それこそ鶏とか豚がベースのスープに、昆布、鰹節《かつおぶし》といった和のスープのもとを加えるなど独創的なスープを売りにする店もあります。しかし、そのような店は高級ラーメン店です。高くても流行っていたりするのは、客からも安全性への要望が高まってきているからではないでしょうか。

本当に味を極めていくと、最終的には、混合出汁の自然なうまみにたどり着くのだと思います。安全でおいしいラーメンを食べるには、こうした真面目な作り方をするきちんとした店をまず選ぶことが大切で、安さは後回しにしなければならないのです。

「クリーム系」「マヨネーズ系」のピザは食べるな

ピザ生地も、低品質でものすごく安価な小麦粉を使って作られているケースが圧倒的に多いです。もちろん中にはピザ作りに命を懸けているようなピッツェリアも何軒かはありますが、大半はそうではありません。よくあるチェーン店のピザは、クオリティから言って宅配のピザとまったく変わりません。

ピザには、大きく分けてナポリ風とローマ風の二種類があります。ナポリ風のピザというのは、ピザ生地が厚く、フカフカしたパンみたいな状態になっています。ローマ風のピザ生地はパリパリとした感じで薄いのです。

どちらにするか選べる場合には、ローマ風を選んでください。どうせ劣悪な小麦粉を使って食品添加物で発酵を促しているような物がピザ生地になっているなら、摂取量はできるだけ少ないほうがいいからです。

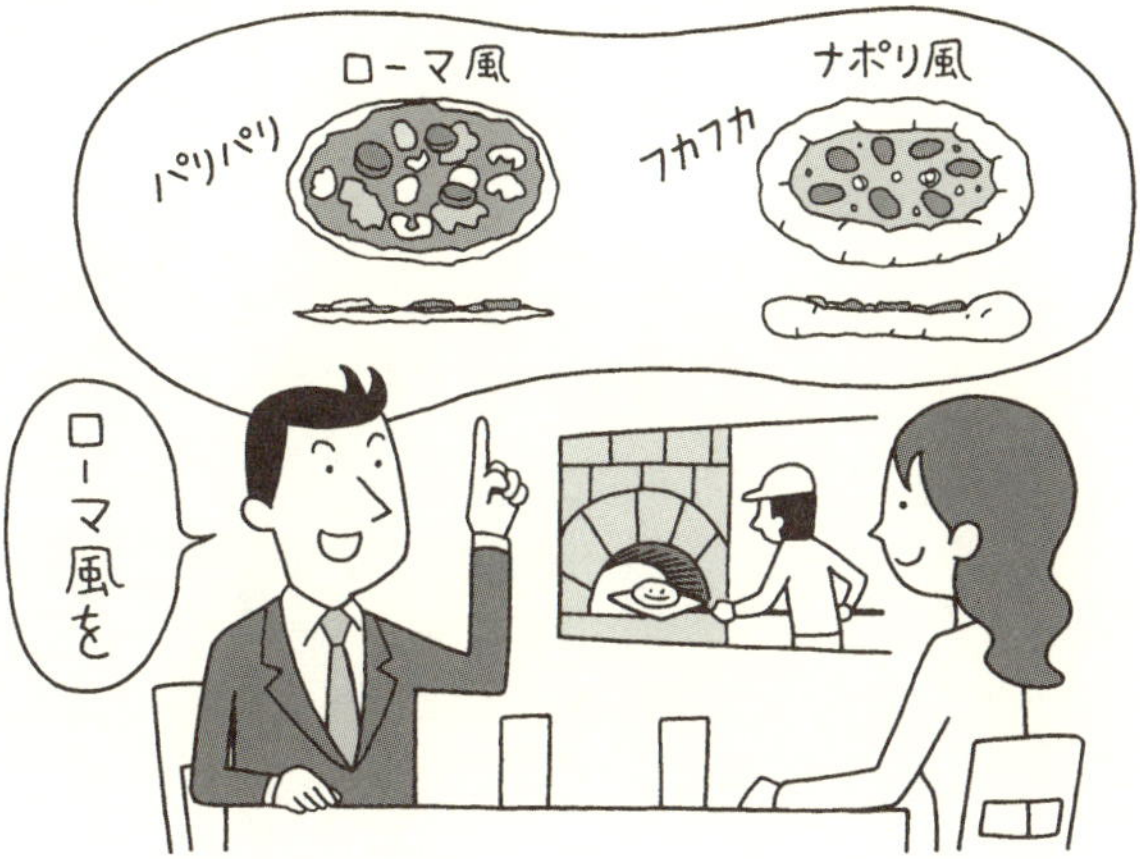

そもそもピザ生地というのは、単純炭水化物の塊です。白い小麦粉、白米、白い砂糖、こういう物を単純炭水化物というのですが、食物繊維がほとんど含まれておらず、体内に入ると一気に血糖値を上げる食品です。こういう物はできるだけ量を摂らないに越したことはないので、薄い生地を選んだほうがまだ安全性は高いということです。

安いピザ店などでは、すべての面においてコスト削減の方策を考えているわけですから、トッピングで載せる海産物なども、できるだけ安く仕入れることに血道をあげています。結果として中国産、東南アジア産の劣悪な物を仕入れて使っているケースが多いです。どうせ加工してしまうので質など分からないと思っているのでしょう。

しかし**そのような安い海産物というのは、日もちをさせるために強力な薬液に浸けられているのが一般的**です。そういう物を食べると、もちろん身体にはダメージがあります。トッピングにシーフード系は選ばないほうがいいのです。

チーズがこれまた問題です。モッツァレラチーズなど自然に作られたチーズを輸入して使っている、本当にきちんとしたピッツェリアもたくさんあります。ただ、**安手のピザ屋ではチーズは模造品**です。市販の安価なチーズもそうですが、増量するために大豆たんぱくなどを加えて作られているのです。まったくコストが違ってくるため、それをチーズと呼んでいいのかどうか、問題があるような物が使われているということです。本物のチーズを使っていたら、ピザ一枚一〇〇〇円程度ではとても提供できません。

なるべくチーズが使われていないタイプのピザを選び、トッピングは魚介類、ウィンナーやソーセージ、ベーコン、ハムみたいな物は避けて選ぶのがいいでしょう。絶対に避けて欲しいのは、クリーム系、マヨネーズ系です。シンプルにキノコやズッキーニ、トマト、バジルといった野菜類のピザならいいのではないでしょうか。

粉末ソースと模造チーズで出来た「激安カルボナーラ」

外食産業でパスタを出すような店では、加工品、つまり業務用のパスタソースを使っているケースがたくさんあります。**トマトソースなども食品添加物だらけですので、なるべく食べないようにしてもらいたい**です。

オイル系のパスタはどうかというと、これも勧められるような物ではありません。本当にエクストラバージンのオリーブオイルを使っている店などほとんどないのです。サラダ油やピュアオリーブオイル以下の、もうオリーブオイルとは言えないような油を使っていたり、ヒマワリオイルや大豆油との混合油をオリーブオイルと言って使っていたりしますから、あてになりません。安手の店ではそんなところにお金をかけていられないのでしょう。

本当にプライドを持って、きちんとした技術でおいしいイタリアンを出している店はいくらでもありますが、そういうところでは、パスタを単品で頼んでも、七〇グラムか八〇グラムぐらいの一品が、最低でも一五〇〇円くらいはするでしょう。

それはぼったくりなどではないのです。本物の材料できちんとしたパスタ料理を作ろうと思ったら、そのぐらいでないと見合わないのです。安いパスタのほうがむしろ異常なのだと理解してください。

さらに、できれば**クリーム系のパスタも避けたほうがいい**です。カルボナーラなどは、業務用のカルボナーラ液が出来ています。今は粉末になっているものもあるようです。粉末は、溶けばカルボナーラ液になる物です。

通常はアルミのパックに入ったカルボナーラの原液がよく使われています。ベーコンも刻まれた物がセットで届きますから、それを強火で炒めて焦げ目がついたら火を止め、そこにカルボナーラ液を入れて、茹で上がったパスタを絡めて、はい、出来上がり。上から模造チーズの粉とパセリでも振っておけば、客にはまったく分かりません。

そういう物があえて食べたいというのなら、それはそれでいいのですけれど、知らずに食べさせられているのだとしたら不幸だと思います。チェーン店の安手のパスタ

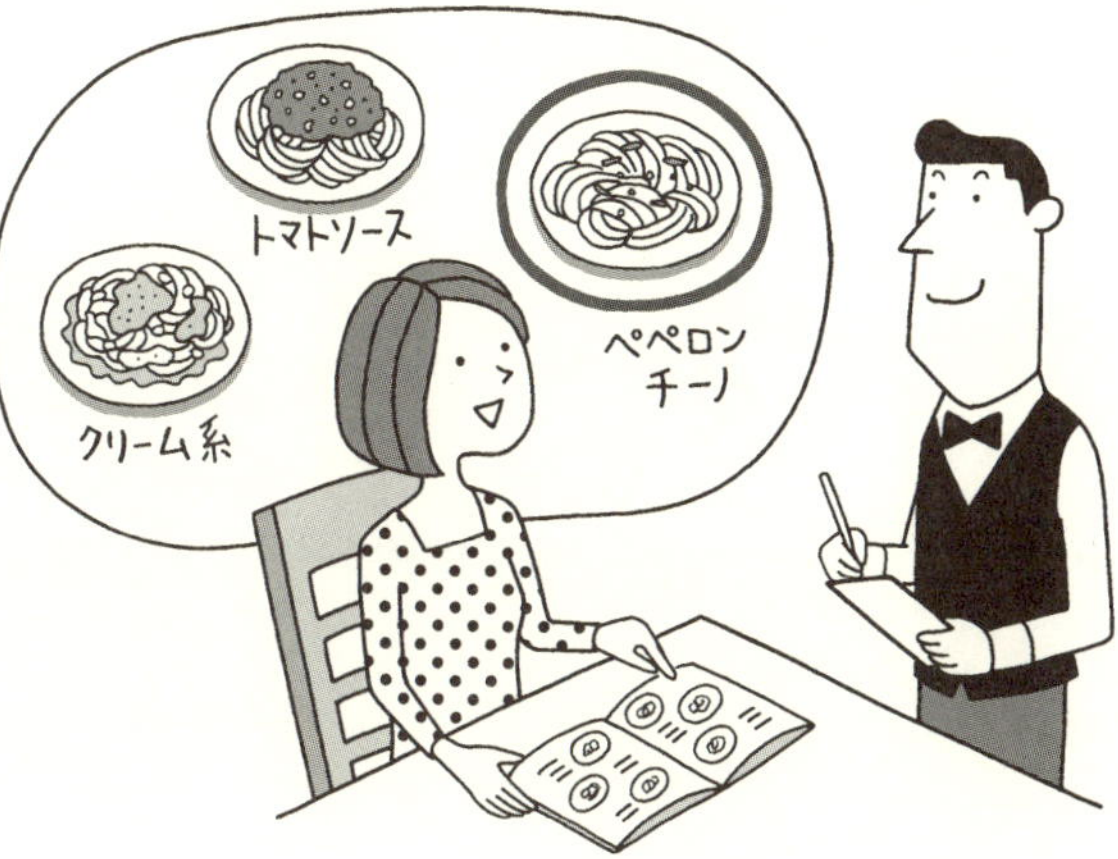

を頼むときには、注意が必要なのです。

選択肢がなくて困るかもしれませんが、選ぶのであれば、オイル系ではありますけれど、**シンプルなペペロンチーノや、キャベツとアンチョビのパスタのような野菜のパスタであれば、やたらにオイルを入れたりはしないので比較的安全**でしょう。

4章

海鮮

——トロもサーモンも刺身のツマも問題だらけ

もはや工業製品のような「刺身」

刺身というと、生の魚をそのまま調理して出していると考えがちですけれども、実はそうとも限りません。外食の場合、店のレベルによって本当に様々です。ものすごく高い値段を取る店で出している刺身は、おそらく安全です。当然、そういうところは産地や市場から直送されてきた魚を、店の中でスタッフがさばき、衛生的にさく取りをして刺身を作りますので、その行程はある意味シンプル。何の細工もありませんから、そういう物は安全です。

刺身の鮮度を保つための温度管理とか、いい包丁で刺身の角《かど》がきちんと立つようにさばく技術の問題とか、いろいろな要素が他にもありますけれども、やはり、それなりの値段を取る店はきちんとしています。

問題なのは、**一般的に私たちがよく利用する居酒屋や和食のチェーン店などで食べ**

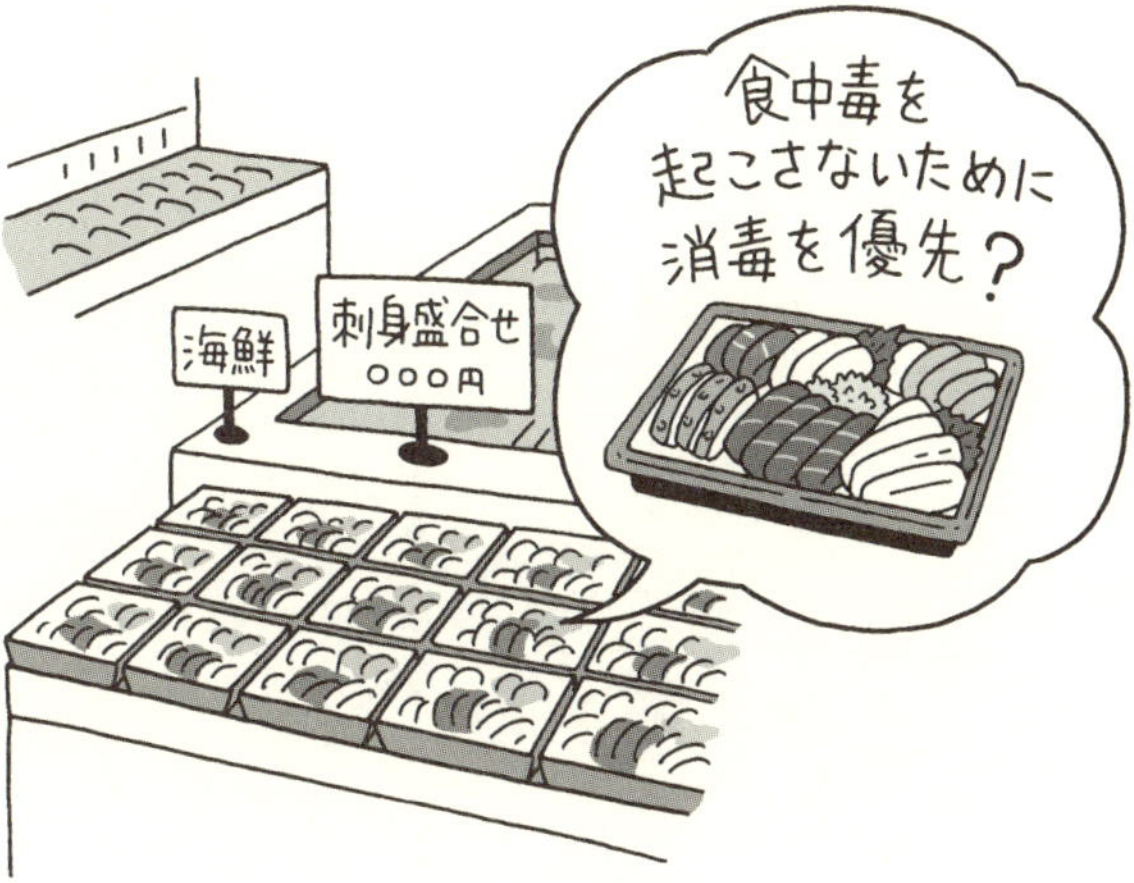
食中毒を
起こさないために
消毒を優先？
海鮮
刺身盛合せ
○○○円

る刺身が、必ずしも安全とは言えないことです。

生食用の魚介類の扱いに関しては、食品添加物の使用は原則禁止されています。ですが、事実上は洗浄、殺菌の目的で次亜塩素酸ソーダ、また次亜塩素酸ナトリウムという薬品が使われることがあります。

刺身の盛り合わせを頼むと、その中に加工品が入っていることがありますが、それも安全な食品とは言えません。

よくあるのは、**小鉢に少し盛られて入っているネギトロ、イカそうめんのような物**です。こういう物は、実は仕入れ品だったりします。つまり、工場で加工された食品を店が仕入れて、ただ盛り付けて出しているだけ。水産加工品と呼ばれるこういった魚の加工品に関しては、食品添加物を使用してもいいという規定があるのです。

ですので、刺身の盛り合わせにそういう加工品が入っていたら、そこにはアミノ酸も入り、食品添加物が使われ、様々な処理がされていると考えなければなりませんし、安手のチェーン店の場合には、刺身自体も消毒されている可能性があります。

工場で魚をさばいてさく取りをするときに消毒剤で殺菌し、洗浄した上で真空パックにした物が店に届く。ですから店ではさばく必要はなく、切るだけでいいのです。**消毒剤をかけた上に水で流すのですから、おいしくないはず**です。それでもおいしいと思って食べる消費者にも問題があると思います。本当にいい刺身を食べたことがないのか、味が分からない人が多い。

サバも、シメサバになった状態で店に届けられる物はかなりの処理がされていると考えたほうがいいでしょう。本来のシメサバは、さばいたサバの中骨を抜いて塩でしめて殺菌し、一度塩分を拭き取ってから酢に潜《くぐ》らせるという工程を経て作るもので、手間がかかります。そんな面倒なことをやるチェーン店は、もうほとんどないと思ったほうがいい。また、その技術もありません。

スーパーに行くと真空パックに入ったシメサバが売られていますが、あれの業務用が店に届けられるので、店ではパックを解いて切るという作業をするだけです。

真空パックのシメサバは、正確に言うとシメサバではなく、工業的に作られた「シメサバ的なもの」に過ぎません。本来は塩と酢だけで手間をかけて作る物を、食品添加物だらけの調味液に浸けて効率的に作るのですから。

スーパーで売っている刺身のパックを、便利だからと利用する消費者は多いと思います。これらは通常、店内で加工されるのですが、スーパーのバックヤードで加工すると「店内加工」と言って製造者と販売者が同一と見なされます。そうすると、原材料の原産地だとか食品添加物の有無を記載する義務がなくなるのです。

法律でそう決められているのですから記載がなくても問題はないのですが、だいたいそういう**盛り合わせの刺身には、食品添加物もさることながら、外国産の魚が使われています。**

外国産の魚がいけないと言いたいのではありません。外国産の魚を使って、あたかも日本近海で獲れた魚ら**し**い刺し盛りを、そうと知らずに消費者が買って食べている実態を指摘しています。消費者に対して正直には報告されていないことに、偽装に近い欺瞞《ぎまん》を感じるのです。そこは消費者側も学んで、気をつけて選ぶようにしてもらいたいと思います。

消毒剤として使われる次亜塩素酸ソーダは、業界内では略して「次亜（ジア）」と呼ばれています。スーパーのバックヤードに近づくと、プーンとこの次亜のにおいがするので使っていることが分かります。法律的には希釈の倍率が決まっているのですが、守っているところはほとんどないでしょう。**実際にはものすごく濃い液が大量に使われている**のです。食材だけでなく、調理器具や調理台なども全面消毒してから水でザーッと洗い流すのですが、どうしても薬剤が残ってしまうためににおうのでしょう。

こうすると魚自体はおいしくなってしまいますが、経営者側からすると、万が一、食中毒が発生したら大損失ですから、やはりその場の安全策を取るのは仕方がないことだと思うのです。**法律上は生の魚に添加物は禁止になっているのですが、消毒が優先されて事実上は守られていないこともある**ということです。

菌というのは目に見えない物ですから、本当に分からないのです。出す側からすると、どこまでも安全を追求したいのは人情でしょう。

昔の職人はそういうことを全部承知した上で、菌が付着しないような方法を様々工夫して処理をしていたのです。ですが、それには技術が要るわけです。昔の街中の魚屋では消毒などしませんでしたが、様々な工夫と高度な技術がありました。残念なことに、そうした技術や知恵が伝承されていないのです。

スーパーのスタッフにも高い技術を持っているすごい人がたまにいますが、そのような人ばかりではありませんから、あまり知識もない、技術もないという人にも安全に仕事をしてもらうためには、やはり消毒は必須なのだと思います。

こうした状況も、実は消費者の問題です。従来の魚屋は高い技術までを含めて様々なものを提供していたのですけれども、消費者は安さを求めてスーパーの魚屋でパックに入った刺身を買うようになりました。

スーパーのほうがきれいで安全で、見栄えもよくて、そちらのほうがいいです、と購買という行動を通じて投票してしまったのです。その結果として導かれた現実ですから、これはもう消費者自身が選んだことなので、仕方がないと思うのです。

ですから、私はスーパーが消毒をしたりするのも悪いことだと一概に切り捨てることはできないと思っています。経営者側からすれば、当然やるべきことをやっているに過ぎないのです。今になって消費者が「そんなことしないでくれ」と言っても、もう遅いのです。技術を持った人がチェーン店などにはいないわけですから。

そういう人は技術があるので、当然賃金も高くなります。ところが、安い人件費のバイトだけで何とか回せる仕組みが考えられてしまったわけです。それは安さを求める消費者のニーズに応えて経営者側が工夫したことですから、今さら「やっぱりもとに戻してくれ」と言われても、急には戻せません。

私が強調したいのは、刺身の安全性を損なうような現実は、実は消費者が作ってきたということです。このままでは嫌だと思うなら、購買という投票行為で自分の意思を改めて表明する必要があります。そうでなければ、現実は変わっていきません。

刺身は安全かどうか。食中毒を起こさない、事故を起こさないという側面からだけ見れば安全です。しかし、それを食べた私たちの身体にとってどうかという側面から見れば安全ではありません、というのが最終的な結論です。

より脂っこくより赤く……人工的に作られる養殖サケ

日本人はサケが好きです。北海道の人が好きなのは分かりますけれど、サケが獲れない地域でもサケ好きが多い。

そこで、サケが獲れないところにまで流通できるような方法を日本人は考えました。それが塩引きという物です。要するに塩ザケです。かなり多めの塩にサケを漬け込んで保存が利くようにし、遠方まで運んでいました。塩蔵にした物から塩の部分を取って、きれいに加工したのが新巻サケ。今はあまり見なくなりましたが、年末の贈り物として人気でした。近年、新巻サケが姿を消したのは、冷蔵設備や輸送機能の発達のおかげで、塩蔵にしなくても遠方まで流通させられるようになったからです。

サケというのは回遊魚です。川で産まれてから海に出て回遊し、近海の海洋微生物を食べるので、海洋の小生物が持っている色素を身に蓄えてあのように赤くなるのです。もとの川に戻ってくるのに四年ぐらいかかると言われています。

カツオはエサを追って北上し、また南に戻ってきますし、サンマは北上しっぱなしで、どちらも直線的に移動します。日本のサケの場合には、北海道や東北地方から太平洋側に出て、アラスカのほうまで行きます。エビやカニといった海洋小生物を食べることであの色素を蓄えていくわけです。そして、その長い回遊の間に寄生虫が発生してしまうのです。そのため、もともとサケは生で食べるのは危険だと言われてきました。

カツオやイカにも寄生虫がいます。ですから、こうした魚は新鮮な物をそれなりの処理をした上で食べるのが鉄則です。例えば、凍った生の魚を食べるルイベという食べ方はもともと安全に食べるための知恵です。酢に漬けるのもそうです。酢には強い殺菌作用がありますので、少し危ない魚はその殺菌作用を利用して、微生物や寄生虫を殺してから食べるのが一般的でした。とにかく、昔はサケは生では食べないのが普通だったのです。

でも、今ではサケも生で食べられるようになりました。これは寄生虫がいないということです。なぜかと言うと、そのサケは回遊していない養殖物だからです。**養殖だ**

とサケに寄生虫が付かないのです。養殖のサケの身は、天然の物よりややオレンジがかった色をしています。あれはエサの中にわざわざそういう色素を混ぜ込んで食べさせているからです。

寄生虫の心配をすることなく刺身で食べられるのはありがたいことですが、養殖のサケにはいろいろな問題があります。

サケの養殖で知られるのは、ノルウェー、アメリカ、カナダ、それからニュージーランド、チリなどでしょう。全部が全部ではないかもしれませんけれど、こうした国々で養殖されたサケには、分析するとダイオキシンが含まれているという事実があります。**特にノルウェー産のサケは汚染が深刻で、ダイオキシンだけでなく、水銀や鉛といった重金属類も主にサケの脂肪の部分に溜まっている**ということを知っておいたほうがいいと思います。生で食べられるからといって大量に食べると、もしかしたら健康上の影響が出るかもしれません。

チリ産のサケは安いので、切り身がよくスーパーに並んでいます。しかしチリの海水温は、本来、寒冷地出身のサケが生育するには高過ぎて不適切。どうしても病気が発生してしまうため、様々な抗生物質や抗菌剤などがエサに混ぜられています。エサから吸収された化学物質は当然、切り身にも含まれています。**チリ産のサケが薬物にかなり汚染されているということは、承知しておいたほうがいい**かもしれません。ちなみに、**チリ産のサケがすごく赤いのは、カロテノイドという栄養素の一種であるアスタキサンチンを人工的に作って、エサに混ぜて食べさせているから**です。人工的に作られた栄養物を安易に大量に摂取するのは、今はまだ発見されていないリスクが将来起こる可能性だってあるということは、心に留めておいて欲しいと思います。

放射能汚染に関しても気を遣ってくれるプロフェッショナルな寿司屋を個人的に贔屓にしていますが、そこでは養殖のサーモンなど絶対に出ません。

養殖というのは、基本的に売ることが目的ですから、消費者の好みに合わせて育てます。そして、消費者は脂が乗っているサケを好みます。マグロのトロが高級ということで、イメージに惑わされているのだと思いますが、なぜか脂が乗っているほうが高級だと思ってしまうようです。ですから、養殖ではそのようなサケを作ります。**脂分の多いエサを与えることで脂っぽくしている**ということです。その脂身の部分には汚染物質が溜まるという事実もありますし、エサ自体には安価なショートニングなどが混ぜられていますのでトランス脂肪酸の問題もあり、危険度が増しています。

こうした事実を知った上で何を選択するのか？　あとは消費者自身の問題だと思うのです。

人工的につけたのではない本来の色素があって、オメガ3系（不飽和脂肪酸の一つ。魚介類やクルミなどに多く含まれる）の脂肪酸が大量に含まれる本物のサケは、健康的な食べ物です。ただ、養殖のサーモンに関しては必ずしもその限りではありませんので、安全な物とそうでない物を見分けてもらいたいと思います。なかにはしっかり安全性を見極めて作られている養殖のサーモンもあるかもしれませんから、消費者が各自の責任で情報を集めて判断すべきということです。

しかし、天然物には天然物で問題があります。マグロやカジキマグロなどの遠洋の魚というのは食物連鎖で重金属類の体内濃縮が高まっていくので、遠洋になればなるほど危険度が上がります。回遊魚も同じなのです。**サケは内陸の川で獲れるので忘れがちですが、立派な回遊魚です。危険度は遠洋の大型魚と同じように高いのです。**

消費者としてきちんと自覚を持って、様々な化学物質や重金属類が含まれている可能性もあることを知った上で、慎重に安全な物を選んでもらいたいです。少なくとも、価格が安いからという理由だけで選ぶのはやめましょう。

ネギトロの材料は「マグロではない」!?

もともとは中落ちといって、刺身用の切り身を取った後のマグロの骨に付いた身を、こそげ取って食べていたのがネギトロの発祥です。寿司屋で修業している若い店員がまかないで食べさせてもらっているのを、粋《いき》がった馴染みの客が所望して、おいしいじゃないか、ということになったのでしょう。下品で安価な食べ物だったのが、いつの間にか高級品になり、今また廉価な物になってきています。

というのも、**もう材料にマグロは使われていない**からです。

ネギトロの問題は、マグロだと思われている原材料にマグロが使われているとは限らないところです。代わりに、普通はあまり食べられないアカマンボウという魚が使われているケースがあるのです。

もちろん本物の中落ちを使ってまともにネギトロを作っている店もありますけれど

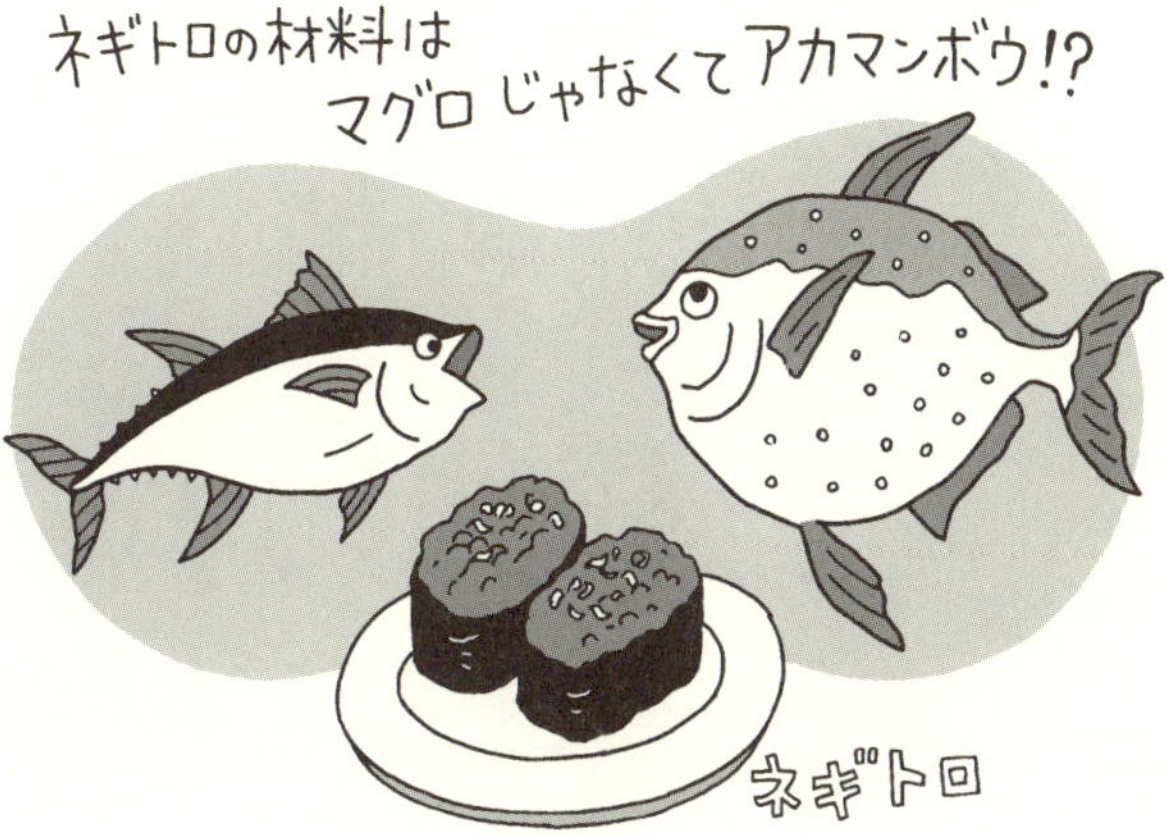
ネギトロの材料は
マグロじゃなくてアカマンボウ!?
ネギトロ

も、一般的に、一皿百数十円というようなレベルの回転寿司屋で、マグロのすき身をきちんと叩いて軍艦巻きに載せて出しているとは考えられないのです。消費者は、そういうところではそれなりの物しか出ないと分かった上で選ぶ必要があると思います。

アカマンボウはマグロのようにはおいしくないので、食品添加物を大量に入れて食味が整えられます。ネットリ感を出すために、ショートニングが入れられたり、つい十数年前までは豚の脂(ラード)まで使われていました。

本物のマグロが材料なら、わざわざ脂を足す必要はないのです。中落ちは骨の際《きわ》なので、もともと脂っぽいのですから。

あとはアミノ酸です。タンパク加水分解物といわれるものがたっぷり入っています。原材料の味が悪いので、アミノ酸を加えておいしいと感じさせてしまう方法を取るわけです。こうしてネギトロらしく整えられた物が真空パックになって店に届くシステムです。

回転寿司に行く人たちの多くは、中落ちを使った本当のネギトロのおいしさを知らないのではないでしょうか。私が子どもの頃育った商店街には何軒も魚屋があり、小型とはいえマグロをきちんと一本さばいたりしていました。頼んでおくとすき身を取っておいてくれたのですが、それはそれはおいしかったものです。その味を知らないから、アカマンボウで作られた物でも「これがネギトロです」と言われれば、ネギトロとはこういう物なのだろうと納得してしまうのかもしれません。

できれば一度、きちんとした中トロや赤身を叩いて、ネギ、ショウガを加え、自分で作って食べてみるといいと思います。その違いは歴然としていますので、どなたにも分かっていただけるはずです。

問題だらけの「代替魚のネーミング」

代替魚の代表的な物は、例えば「ギンダラ」がそうです。本来なら「タラ」が求められているけれども獲れなくなったために、遠洋の深海で獲れるまったく違う種類の魚を、あたかもタラの一種であるかのように「ギンダラ」と名付けて売る。このような魚を、総称して代替魚といいます。

今ではポピュラーな魚であるギンダラですが、私が子どもの頃は食べたことがありませんでした。出始めの頃はかなり安い魚だったのです。要するに、タラが普通にたくさん獲れているときは見向きもされなかったような魚なのです。

タラだけでなく、ニシン、ホッケ、ハタハタなど、大量に流通していた魚が獲れなくなって高級魚になってしまうと、他の魚を獲って売らなければ漁師も生活が成り立たなくなりました。それで、代替魚が売られるようになったのです。

その背景にはいったい何があるのか、消費者も考えなければならないでしょう。たくさん獲り過ぎたために極端に魚が減少してしまったということが背景にあるのです。それでも、消費者は安い魚を求めるわけです。昔は掃いて捨てるほど獲れたニシンが今や高級魚です。以前なら食べる人もいなかったぐらいのホッケは、居酒屋では大変な人気で、これも高級魚になってしまいました。シシャモもハタハタも少なくなってきましたね。

私たち庶民が「おいしいね」と言って食べてきた栄養豊富な魚がどんどん獲れなくなってきているために、安く、庶民レベルで食べられる魚を提供して欲しい、という庶民の気持ちももちろん分かります。だからこそ、漁師は遠くまで行って、たくさん獲れた魚を安く提供することになるわけです。結果として代替魚が出てきたことについて、私は否定しません。

私が疑問に感じるのは、**もともとは違う名前だった魚に「それらしい名前」を付けて売る**という行為に対してです。消費者の勘違いをわざと誘導しているのではないかと感じられるからです。

ギンダラがまさにそうです。これは、**本物のタラとは何の関係もない魚**です。ギンムツというのも、実はムツとは関係ない魚です。

しかし、皆さんは「ギンムツ」なんて言われると、つい煮付けにしておいしいアカムツやクロムツの一種と思われるのではないでしょうか。無理もありません。**そういう紛らわしい名前にしてある物が多い**のです。

しかも、「ギン」などと言うと、本物のムツよりもランクが上のような印象も与えかねません。それなのに、ムツよりも安いのです。偽装表示とまでは言いませんが、こうしたネーミングには消費者をごまかそうという意図が感じられてしまいます。

アメリカナマズという外来種の巨大な淡水魚が日本の川でも繁殖していて、切り身で売られているのですが、「シミズダイ」「カワフグ」など、もとの姿が想像できないような和名が使われていたことが問題になり、今では使用してはいけないことになっています。

それらしい名前すら付けられずに利用されている魚もあります。

ナイルパーチというアフリカ産の大型淡水魚は白身魚としてよく出回っていますが、特に名前も付けられることなく、主に白身魚のフライに加工されて、給食やファストフード、ファミリーレストラン、安価な弁当用フライなどに使われています。スズキの代替魚として回転寿司などでも使われていますが、スズキとして売ることは禁じられています。それでも、こっそりスズキになっていることもあるようです。ナイルパーチという本名はどこにも出てきません。

回転寿司のアナゴがほとんどチリ産のウミヘビであることはよく知られています。あのウミヘビの味が好きだという人もいるのですから、「ウミヘビ」で売れば問題はないのです。私はそれを「アナゴ」と言って売ってはいけないと思うのです。

よく見ればアナゴとウミヘビは全然違うものです。アナゴは頭の部分を除くとせいぜい二〇センチか二五センチぐらいですので、たいていそれを二個割りにして供します。ウミヘビはアナゴよりずっと大きいので、二個割りは無理。回転寿司などでは切り身のようになっています。その時点で偽物と分かってしまうのです。それを「アナゴ」と言って売るのは、消費者を惑わせることになるからやめましょう、と販売する側に言いたいのです。

本当のアナゴを食べたことがある人なら、明らかに違うということが味で分かるので食べなくなると思うのですけれど、知らない人は、それがアナゴなのだと思って食べてしまうかもしれません。

ウミヘビのアナゴは少し臭いです。本当のアナゴは、きちんとした寿司屋では大鍋で静かに炊いて寝かせます。その汁をたっぷり吸わせて、フワッと酢飯に載せ、そうっと握るのです。それがアナゴのおいしさだったのに、知っている人が少なくなり残念です。**偽物がどんな物かが分かる程度には、本物をきちんと食べて欲しい**です。

これは代替魚と言えるのかどうかギリギリの線でもあるのですけれど、回転寿司などで出てくるエンガワは、本来はヒラメのエンガワであるべきですが、別物です。

安さが売りの回転寿司では、そもそもヒラメを仕入れません。**回転寿司で出てくるエンガワは、多くはカラスガレイといわれるカレイの仲間から取った物で、ものすごく脂っぽい**のです。エンガワに違いはないのですけれど、偽物です。ヒラメのエンガワは透明感があって美しいのですが、カラスガレイのエンガワはテラテラ脂で光って白く濁っています。

今や、カラスガレイのエンガワが本物と思っている人のほうが多いのかもしれませんけれど、本来はエンガワと言えばヒラメのエンガワのことだったのです。

一匹の大きなヒラメから四本のエンガワしか取れないので、二カンで出すと二人分しかできません。そういう希少な物だったのですが、代替魚として大型魚が使われるようになると、エンガワはたくさん取れるようになりました。

はたしてそれが本当に消費者にとってメリットと言えるのでしょうか。私はメリットになっていないと思っているのです。それとも、エンガワでありさえすれば何のエンガワでもよかったのでしょうか。

「とにかく安く食べたい」という消費者の欲求が、こうした代替魚を生んでいるとも言えるわけです。高級な物をとんでもなく安く食べたいと言われても、それは無理な話なのですから。

このような消費者の欲求という需要があれば、そこにつけ込む人間も出てきます。「こんな物があるよ」と似たような物を提供してくるのですけれど、それは本当に消費者にとってよいこととは言えないと思うのです。それならそれで別物として売るべきでしょう。

もちろんそういう物も安全でおいしければ、一概に悪いと断じるつもりはありません。ただ、**それまで食べられてこなかった魚には、それなりの理由がある**のです。それは単純においしくないからとか、評価されなかったからとか、いろんな要素があると思うのですけれど、**まれに毒性がある場合もあります。**

深海に住んでいるカレイなどの仲間の魚に、**アブラガレイというのがいますけれども、それは脂分が蝋《ろう》なのです。ロウソクの蝋。**

ですから、大量に食べると下痢をしてしまいます。切り身一切れぐらいでは影響は出ませんので、切り身になって出回っています。でも腸壁に蝋がくっついたりすることもあり得ますから、長期的に摂り続けるのはあまりいいことではありません。それは、広い意味では毒性があるということにもなります。

アブラガレイと聞くと、気持ちが悪くて消費者としては購買意欲が落ちてしまうかもしれませんけれど、アカガレイと言われたら「そういうカレイもいるのか」と納得して買ってしまうのではないでしょうか。

私は、そういう名前の付け方がされていることにも大いに疑問を感じています。消費者がみんな、そうまでして安い魚を食べたいでしょうか。考え方の問題だと思うのですけれど、そうまでして偽物を食べる必要はないのではないでしょうか。

名前が変えられるまやかし――学名として通用している名前と、売り場やレストランなどに出回っている名前がまったく違っていることもあるというカラクリを知った上で選んでもらいたいと思います。

もう「土用の丑《うし》の日」には踊らされない

今、私たちが天然のウナギを食べようと思ったら、相当の苦労が必要だと思ってください。近隣のウナギ屋に行っても、天然のウナギはまず食べられません。天然のウナギを扱う店はたいがい不便な田舎にありますので、そういうところへ出掛けていくしかありません。値も相当張ります。

消費者に知って欲しいのは、土用の丑の日などというのは根拠もなく大成功したマーケティングの一つだということです。そんな物に乗せられてウナギに群がるのはもうやめましょう。

とにかく消費者にはもっと賢くなってもらいたいのです。ある特定の日だけ急にたくさんウナギが捕まるわけがないのですから、ウナギを食べる日を設けるなどナンセンスです。

今では一年中食べられるウナギですが、**天然ウナギはほとんどありません。流通している物のほぼすべてが養殖**です。それも、国内での養殖物は全体の二〇パーセント程度です。残り**八〇パーセントを占める海外産の多くは中国産や台湾産**です。

でも、表示は「国内産」となっているケースもあります。輸入されてから何日間か国内で飼育してさばくと「国内産」と表示していいとか、いろいろ抜け道的な決め事があるのです。

国内産が食べたいと思っていても、表示を盲目的に信じると、本当はそうではない物をつかまされてしまうこともあります。本当に信頼できる店を探して食べることを勧めます。

以前、中国産の養殖ウナギから、食品に含まれてはならない合成抗菌剤エンロフロキサシンが検出されたことがありました。その後、中国産のウナギに対する信頼がいったん落ちて、一時、中国産が品薄になる状況が起こりました。悪い人がいるもので、中国産を国産と偽装して出していたのが見つかったこともありました。

ですが、こういうことは本当に氷山の一角なのです。**一匹一匹全部検査することなどできないのですから、表に出ないだけでいくらでも不正は行なわれていると考えた**

ほうがいいでしょう。

もし土用の丑の日などと言って、消費者がウナギに群がって買うようなことがなければ、業者が偽装することもできません。偽装品をたくさん用意したところで売れないと分かっていたら、リスクを冒してまでそんなことをする必要がなくなってしまいますから。

年に何回かはおいしいウナギを食べたいと思うこともあるでしょう。そういうときは食べればいいのですが、何も、土用の丑の日に皆で一斉に食べなくてもいいはずです。人の好みなんてそんなに一極集中するはずもありません。今年は土用の丑の日が二回もある、などと煽られて走り回るなんて愚の骨頂。そんな物に振り回されず、冷静に行動するよう訴えたいのです。

良質のウナギをきちんとコンスタントに仕入れて、消費者にいい状態で食べてもらいたいと努力する誠実な業者もたくさんあります。そういう業者を大事にできるような消費行動を賢く守りたいものです。

そういうわけで、中国産のウナギは一時不人気だったのですけれども、最近はまた輸入が増えてきています。消費者に知ってもらいたいのは、中国の生産ラインの環境は日本とはまったく違うということです。

めでたいことに、中国は大変な発展を遂げていて、工業化がどんどん進んでいます。工業化が進むということは、工場での生産が増えているということですから、当然廃液が大量に出ます。その廃液が今の日本のようにきちんと処理がされているなら、まだよしとしましょう。

実際は、北京や上海の大気汚染を見ても分かるように、規制が緩いのです。工場からの排水の規制も、あってなきが如し。流し放題です。そういう**廃液が流れ込む先と、ウナギをはじめとする養殖の池が一緒**だったりするのです。巨大な池に廃液が流れ込んでいるのに、その同じ池で養殖することなど、当たり前のように行なわれています。

全部が全部そうとは言いませんけれども、中国のかなりの地域で汚染がひどく進んでしまっているというのは周知の事実です。

これはもう、いちいち私たち消費者が現地を見て点検することなどできません。本来は輸入する側の日本の商社や、輸出する側の中国の商社が責任を持って安全性を確認しなくてはならないはずですけれど、商売としてはとにかくお金を儲けたいわけですからそんなことはお構いなしです。ネガティブな情報をわざわざ出して、「こんな状況なのですけれども買ってください」などと言うわけがないのです。工場にしても食品を生産するようなレベルになっていないのかもしれません。

私たち消費者は、そういうことまできちんと考えた上で自分の食べる物を選択しなくてはなりません。

ウナギに限ったことではありませんが、日本でものすごく人気が出る、そしてある時期集中的に売れてしまう、というのは、業者側からすれば収益もきちんと乗せられる大ビジネスチャンスです。その象徴としてウナギがあるのです。

ウナギをきっかけとして、普段から自分たちが食べている物にきちんとした目を向ける習慣を付けて欲しいと思います。

少なくとも、土用の丑の日フィーバーは、バカバカしいと気づいた人からやめましょう。

日本人はマグロを食べ過ぎている！

マグロは乱獲が続いているために、漁獲量が年々減少の一途をたどっていることが大問題になっています。日本人はマグロが好きで、世界一マグロを食べる国民と言われていますけれども、それだけ消費量が多いのです。

私が問いたいのは、**「そんなにたくさんマグロを食べる必要がありますか？」**ということです。

昔は、マグロの刺身はそれなりに高級な食べ物でした。ですから、それほど頻繁に食べませんでしたし、そもそも大量に食べる物でもなかったのです。

ところが、漁業技術が進歩して無理をすれば大量に獲れた時期があったものですから、昨今はマグロが安く出回るようになり、そのために日本人全体がマグロを食べ過ぎるようになったと思うのです。

「ここらへんで自重しませんか?」という提案をしたいのです。そんなにたくさん食べなくてもいいはずですから。

昔から、メジマグロといって、漁をするとホンマグロの子どもがある程度かかるのですが、かかれば獲って食べていました。でも、今はわざわざメジマグロを獲りに行ってしまうのです。「それはやめましょうよ」と言いたい。放っておけば、成長してホンマグロになるのですから。

これは乱獲をしている漁師の責任とばかりは言えません。「安い物を大量に食べさせろ」という消費者の強欲が、この結果を生んでいるのです。

マグロの刺身なら、三切れか四切れあれば十分のはずです。もっと自覚を持って食べるようにしなければ、マグロに限らず、海洋生物を人間が食い尽くすことになってしまいます。

もちろん、環境に与える影響といった観点でこの問題を考えることも大事なのですが、そんなことより何より、そんなに強欲に食べてどうするのかという根本を、人の生き方として考えるべきでしょう。適量というものを知らなければなりません。

私たちは長い間、無自覚に海からの贈り物を無駄にしたり、食べ過ぎたりしてきました。そろそろ、そういう生き方をやめなければならない時機に差し掛かっていると思うのです。

この本の読者の皆さんは、少なからず「食」に関心を持っている人たちだと思います。これはまず、そういう自覚のある人たちから始める以外にないのです。それが少しずつ広がって、力を持つようになるといいと思っています。

薬品だらけの刺身のツマは食べるな

昔は、一流の和食を出す店では、それこそ修業生の時代に修業の一つとして大根の桂剝《かつらむ》きをやらされていました。

大根を薄く剝き、それをシャッシャッと細く切って刺身のツマを作っていたわけです。気の利いた粋な店だと、ミョウガを細かく切った物、アサツキを小口切りにした物、シソの葉を細かく切った物、ニンジンを細く切って糸のようにした物などをそこにパッと混ぜたりしていました。

今の刺身のツマはだいたい工場で作られています。全部機械が作っていますので、衛生的なことも含め、あらゆる意味で職人が作った物と同じようにはできません。

機械をずっと使い続けますし、異物混入のようなことも、機械を使っている以上ゼロパーセントにはなりません。切り刻んだ物の安全性を高めるために、洗浄もします。

例によって次亜塩素酸ソーダのような薬品も使われてしまいます。

ですから、栄養価は洗い流されてほとんどない上に、薬品が混入した刺身のツマが出来上がるのです。それが真空のパックに詰められて店に届きます。店ではパックからツマをつまんで盛り、シソの葉などを添えるだけ。しかも、添えられるシソの葉も農薬だらけで毒性が強い可能性が高いのです。

ということで、**刺身のツマは食べても栄養になりませんし、よほど信頼できる店以外では食べないようにしたほうが賢明**です。

刺身のツマというのは、もともと魚の臭みを取ったり、殺菌の目的があったり、意味があって食べられるようになったのですけれども、今やもうその意味もないということです。これは悲しい現実です。

信頼のおける和食の店で職人がきちんと作ってくれたツマは食べる意味があると思いますし、残さずに食べるのが作ってくれた職人への礼儀でもありますので、それは大いに食べて欲しいです。でも、安手の居酒屋やスーパーで盛られているツマは食べないで欲しい。

チャンスがあったらスーパーのバックヤードを覗いてみるといいと思います。巨大なビニール袋に入った刺身のツマが見えることがあります。そこからギュッとむしって、白いパックにボンボンと並べる作業をしている場合もあります。そこにベロンとシソの葉が載せられる。居酒屋でも同じような作業をしています。こういうところに使われているダイコンにしても青ジソにしても、そもそも農作物としてあまり上等な物ではありません。

特にシソの葉は気をつけなければなりません。**シソに使われる農薬は、他の野菜よりも強烈**なのです。というのも、シソの葉は少しでも虫が食っていたり、葉っぱの先が黒っぽくなっていたりしたら、商品価値が格段に落ちてしまうからです。束になって折り重なっていて、色も変わらない、虫食いもないという物でなければ仕入れてもらえません。

ですから、**シソ作り農家は他の野菜の比ではない量の薬を使います。**かなり危険だと思ってください。

刺身のツマは添え物的存在ですから、それをありがたがって食べる客はそうそういるわけではありません。コストの問題から言って、そんなところにお金をかける店はほとんどないと思ったほうがいい。ですから、食べないのが正解ということです。

ちなみに私はシソは買いません。自分でプランターで育てたシソと、知り合いの農家が作ってくれたシソ以外は使わないと決めています。私のプランターには、虫がたくさん寄ってきて食っています。虫が食った後のシソは、確かに見栄えはよくありませんが、毒性があるわけではありません。農薬がかかっている物よりはるかに安全です。

素材をきちんと吟味して刺身のツマを作っている店でも、残ってくると使い回したりするような店があって、これまた大問題なのです。高級料理店でも、素材を吟味していい物を使えば使うほど、残すともったいないという感覚になるのでしょう。

いずれにしても、やはり刺身のツマは食べないというのが賢明だと思います。

5章

肉

——お手頃のステーキ、ハンバーグの正体は?

「ふわっと軟らかい鶏肉」を食べたら疑いなさい

もともと鶏は農家が庭で飼っていたものなので、エサとして菜っ葉を細かく刻んだものや貝殻を砕いたものを与えていた程度で、あとは放し飼い。そういう育てられ方をした本当の鶏の肉というのは、結構硬いものです。

そのような本来の鶏と、今売られている地鶏とは少し違います。商品名として「地鶏」としているだけのものもあります。品種改良もされたのでしょうが、エサとか、育て方などが工夫されて、軟らかくて食べやすい鶏肉が生産されるようになっているのです。

それ自体は、悪いことではありません。ただ、**食べやすいということを重視するがゆえに多量のホルモン剤が使われていたりする**のは問題ではないかと思っているのです。

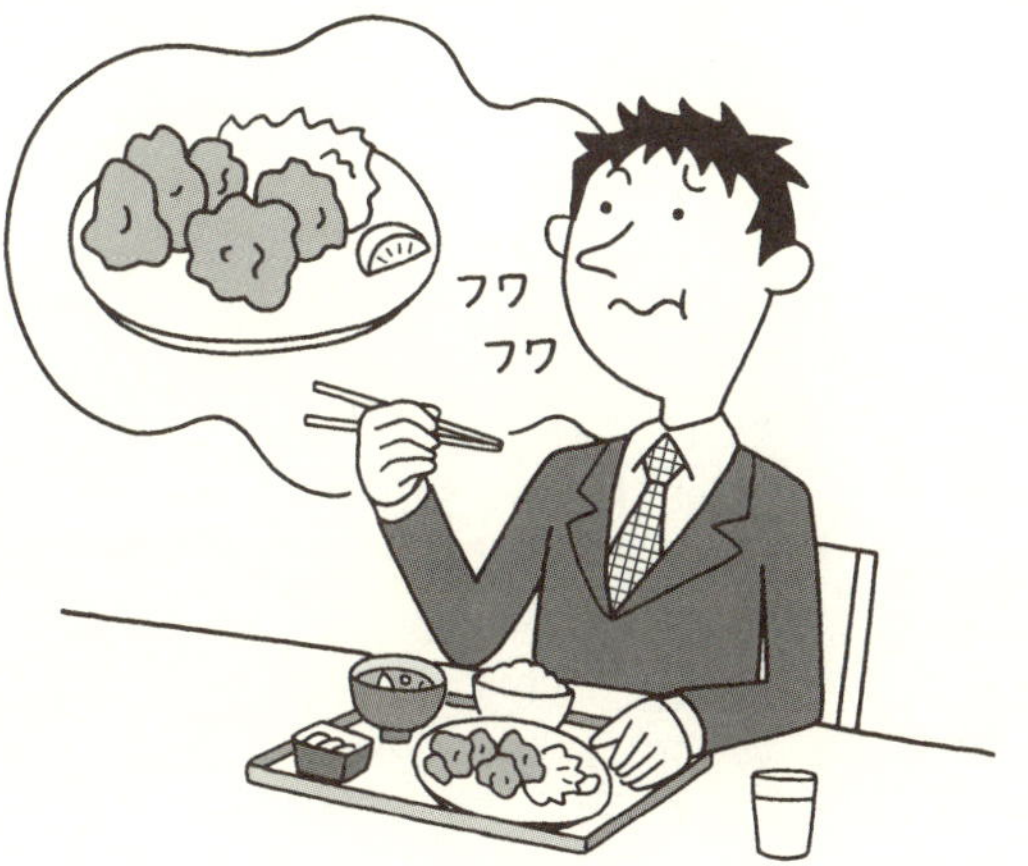

　要するに、消費者は軟らかい肉が好きなのです。鶏肉とは、ふわっとした軟らかい物というイメージを持っている人さえいます。生産者はどうしても、こうした消費者の嗜好に合わせた肉を作ることになります。

　やはり、消費者が本当に知るべきなのは、**肉とは本来硬いものなのだ**ということです。**あまりにもフワフワの軟らかい肉には何か問題がある、と考えたほうがいい**のです。

　ホルモン剤以外にも薬品が使われています。生産の効率を上げるために狭いスペースに何羽も詰め込まれているので、過密になればなるほど病気が発生しやすくなります。病気になったら商品価値がなくなってしまいますから、予防のために抗生物質をエサの中に混ぜたり、抗菌剤を使ったりするのです。

加えて、エサ代をなるべく浮かせるために成長促進剤（ホルモン剤）を使って不自然に早く成長させますので、トータルで相当の薬品が使われています。**薬品まみれの鶏が出回っているということは認識しておいてもらいたい**のです。

ちなみに、地鶏と言われるものも、過密に育てられたりしますし、平飼いだから地鶏というわけでもなく、この規定は非常に曖昧です。ですので、地鶏と表示してあれば何でもかんでも安全かというと、そうではありません。地鶏と名乗っていてもブロイラーということもあります。

また、ブロイラーだから全部駄目かというと、そんなこともないわけです。ブロイラーというのは一つの生育方法を指すのです。

あの段々のマンションみたいな鶏小屋がブロイラーの象徴であることは確かにそうなのですが、ブロイラーでもきちんと間隔を取って育てていて、ときどきは自然の中に放ってまた鶏舎に入れるという育て方をしているところもあると聞いています。一概には判断できないほど生育方法は多岐にわたっているようです。

ＣＭの製作のために卵が必要になった、ある広告代理店勤務の友人が、卵を生産している現場を見学に行ったときのことです。**鶏舎から数十メートル離れたところでも悪臭が漂っていて、とても近寄れない状況**だったそうです。ひどい育て方をしているところは、鶏舎から悪臭が放たれたりするのです。

もう一つ消費者に注意して欲しいのは、**外食で出てくる極端に安い鶏肉は、ほとんど外国産**だということです。最近はブラジル産が多くなっています。ブラジル産の鶏は真空パックになって冷凍で運ばれてくるのですが、表面にブラジル産と赤字で明記されています。

仕事柄、その封を切る場面に数限りなく遭遇してきましたけれども、**封を切ったとたん、肉から耐え難い悪臭**がしてきます。腐敗臭とはまた違う、生臭いような肉の臭さなのです。これを普通にそのままソテーして、塩コショウでなんてとても食べられません。ではどうするのかというと、非常に濃い味付けをするわけです。そうすると、不思議と食べられてしまうのです。

安い料理にはそれなりの理由があるということも、消費者は知るべきだと思います。ブラジルからの鶏肉の輸入量はものすごく増えてきていますから、こういうものが世の中にはたくさん出回っているということです。外食産業、給食などですでに相当数使われているでしょう。

パッケージに「若どり」と明記されている肉がありますが、あれはだいたいオス鶏です。オスの鶏は卵を産みませんから、使いみちがないのです。しかし、精肉に育てるまでには、それなりの時間とエサ代がかかってしまう。

そこで、ある程度まで育てたところで絞めてしまい、「若どり」として売るのです。すると商品価値が上がるのです。それが悪いとは言いませんが、業界にはそういう裏事情もあるのです。

卵が産めなくなった鶏に、ホルモン剤を打って絞めてしまう方法もあります。ホルモン剤を打つことで一瞬肉がピンとよみがえるので、そこで絞めるのです。

このあたりになると、消費者が確認できるレベルではないと思うのですが、販売している人たちはだいたい内側の事情を知っていますので、信頼できるところから買う以外に方法はないと思います。

スーパーでパックして安く売られている鶏には、安くなる理由が隠されているのかもしれませんから、疑問を感じたら質問してみることです。この頃は、スーパーでもきちんと説明してくれるところが増えてきています。誠実な対応ができるところで買い求めるのがいい方法だと思います。鶏肉専門の肉屋など、信頼できる店を探しておくのも一つの手です。

最近は鶏肉の生産者にも、悪臭が出ないような、鶏が健康に育つやり方をしている学習熱心なところも出てきています。そのような志の高い生産者の情報を得たら、直接アプローチして入手方法を問い合わせてみる方法もあるでしょう。ありがたいことに、そうした鶏を材料に使っていることを表明している飲食店も増えてきています。

とにかく消費者としては、「国内産」くらいしか銘打っていないわけの分からない肉が、量に比べて安ければ危険なこともあり得ると疑ってかかるべきだと思います。消費者の選択眼を磨くことが、まずは大事なのだと思います。

屠殺場に来る豚の半分以上は「病気の豚」！

かなり気になるデータがあります。

日本全国で二〇一三（平成二五）年度に屠殺《とさつ》された豚は一六九四万三一三五頭、そのうち一〇二五万二〇八四頭は一部廃棄され（残りの部分は市場に出荷されます）、二〇万四七七頭は全部廃棄されています（「平成二五年度食肉検査等情報還元調査」より）。

これは、屠殺場に連れてこられた豚の約六〇パーセントが病気のため全部、あるいは一部が廃棄されたということです（ちなみに牛は約六六パーセント）。このデータは、センセーショナルな内容のような気がするのですけれど、あまり話題になりません。

六〇パーセントというのは目をむく数字ではないでしょうか。健康体の豚は四割以下しかいないということですから。

畜産農家からすると、**半分以上は病気の豚を育てている**ということになります。

ここにはとてつもなく大きな問題が潜んでいると考えなくてはならないでしょう。畜産業界では、半数以上が病気になるような育て方をするのが半ば常識になっているということです。生き物を病気になるように育てるとは、いったいどういう育て方をしているのでしょう?　しかも、やがてその生き物の一部は私たちの口に入るのです。**今、かなり多くの家畜の体内には腫瘍《しゅよう》が発見されるそうですが、腫瘍や膿《うみ》はきれいに除去され、洗浄、消毒したものが食肉として流通しています。**それが一部廃棄の頭数に含まれているわけです。こんな肉、食べたいでしょうか。

私はここで、一部あるいは全部廃棄せざるを得ないような肉を、私たちは食べる必要があるのかという問題を提起したいのです。

背景には「安く、おいしく、だけど安全な物を提供しろ」という消費者のわがままがあると思うのですが、これは同時には成立し得ない条件です。安ければ味は落ち、危険性も高まります。おいしくて安全なら、それなりの値段になるはずです。

私が主張したいのは、生産物に対して正当な価格を付けることにもっと意識的になろうということなのです。

これだけ安全性を考慮して作られた農畜産物だから、これだけの価格は当然だろう、と評価できるような情報を正直に開示し合わなければならないのです。それがなされずに安全性が確認できる方法が他にあるでしょうか。

生産者がきちんと安全性を示す情報を開示し、それに基づいて消費者が正当な価格のお金を払い、自分たちが食べる物を買う。このようなまともなサイクルを作らないことには、間違った現状は変わらないでしょう。

今は効率化、コスト削減ばかりを追求することになっていて、生産者も嫌な思いをしながら作っているのです。**ある豚肉生産者は、コスト削減を図りたいがゆえに、コンビニから売れ残りの弁当など廃棄される残渣《ざんさ》をもらい受けてきて豚のエサにしていたところ、奇形や死産が極端に増えてしまって仕事が続けられなくなり、畜産業自体を廃業してしまいました。**その人にとっては思い出したくもないトラウマになってしまったのです。

そんな悲惨な思いをする必要は本来ないはずです。生産者は愛情を込めて一頭一頭手塩にかけて育て、大きくなったら売りに出す。食べる側も、その育てられ方ならこれだけの価値があると考える正当な金額を払い、ありがたいと感謝しながら味わって食べる。このサイクルが作られれば、皆が幸せになります。

ですから、価格の面で消費者側にもきちんと歩み寄って欲しいですし、生産者側にも、誠実に自分のミッションを全うして役割を果たして欲しいとつくづく思っています。そういう世の中を皆で作っていくためにも、この豚肉の問題はいいケーススタディーだと思います。豚肉の消費量は大きいですし、身近な食材ですから。豚でよいサイクルが作られれば、鶏や牛でもうまく作られると思うのです。

安全性の高い、きちんとした育て方で育てたいと、良心的な多くの生産者は思っています。それで彼らの生活が成立するように、消費者も自分たちの役割を果たすことが急務だと思っています。

消費者側からすると、食べる量を今より減らすことも必要になるでしょう。そもそも、現代人は食べ過ぎなのです。人間は、それほど肉や魚を食べる必要はないはずです。実際、昭和三〇年代から四〇年代ぐらいまでは、日本人の食肉の消費量は格段に少なかったのです。

では、その頃の日本人は丈夫ではなかったのかというと、むしろその頃のほうが今よりも健康でした。今のように三人に一人ががんに罹《かか》ったりはしませんでした。少なくとも、肉をたくさん食べるようになってから疾病《しっぺい》が増えたとも言えるのです。今のように大量に食べる必要はどこにもないことは歴然としています。

ランチに何を食べるか考えるとき、カツ丼だとか、焼肉定食だとか、本当に肉が食べたいかどうかをよく自分の身体に確かめることもなく、ルーティンのように安易に選んでいませんか？ 普段どのくらい肉を食べているか一人ひとりがより自覚的になるだけでも、全体の肉の摂取量は変わってくると思います。

この豚肉の問題は、生産者と消費者がお互いに協力し合うことができさえすれば解決がつく問題だということは強調しておきたいと思います。

これから、私たちの国がＴＰＰなど貿易に関する協定を外国と結ぶことになったとしたら、今よりも関税を低く設定することになるでしょう。そうすれば、海外産の豚肉がはるかに多く入ってくることになります。

そのときには、今よりもっとシビアに安全性を確認しなければならなくなりますので、消費者はそういうことも承知した上で、交渉の推移を注視しながらいろいろと考えておかなければなりません。

がんを呼ぶ!?　混ぜ物だらけのハムに要注意

ハム類など肉加工品についても、安全性に気を遣い、非常に手を掛け心を込めて作っている会社と、食品添加物を大量に使って、とてもハムとは呼べないようなまがい物を作っている会社とに二分されます。

肉加工品ですから、おいしく見えなければ消費者は買いません。おいしく見せるためには色が大事です。そこで、**色をきれいに見せるために、多くは亜硝酸塩、または亜硝酸ナトリウムと呼ばれる発色剤が使われている**のです。これがハム類では一番危険な物質です。

この化学物質を食べてしまうと、胃の中で反応が起きて発がん性物質が作られることが明らかになっています。最近は使用量が若干抑えられているとも言われていますが、少なくはなってもやはり使われ続けています。発色剤が入った物を大量に食べてしまうと、身体にかなりの影響があるということは想像できると思います。

まず考えてもらいたいのは、価格のことです。ハムの材料は豚肉です。例えば、豚肉一〇〇グラムの価格と、ハム一〇〇グラムの価格と、どちらが安いでしょうか。ハム一〇〇グラムのほうが安いということをご存じの方はたくさんいらっしゃると思います。これ、おかしいと思いませんか。ハムにするには素材を加工する技術が必要で、素材の肉に加工賃が加わっているはずなのに素材の肉よりハムのほうが安いとはどういうことなのか。要するに、**増量剤、防腐剤、結着剤、香料、着色料など、混ぜ物がたくさん入っている**ということです。

加工肉というのは、外食の食材としてものすごく便利です。普通の肉の場合、時間が経過しても売れないまま残っていると色も悪くなってきますし、せっかく仕込みをした物が劣化して使えなくなったりすることがあります。それが、加工品だとそのまま保存しておいても相当の間保ちます。家庭でも同じだと思います。

どうしてそのように同じ状態が保たれるのかということも考えて欲しいのです。その理由は、それなりの処理がなされているからなのです。

でも、「ハムは昔から食べられているのではないの?」「スペインやイタリアでは生

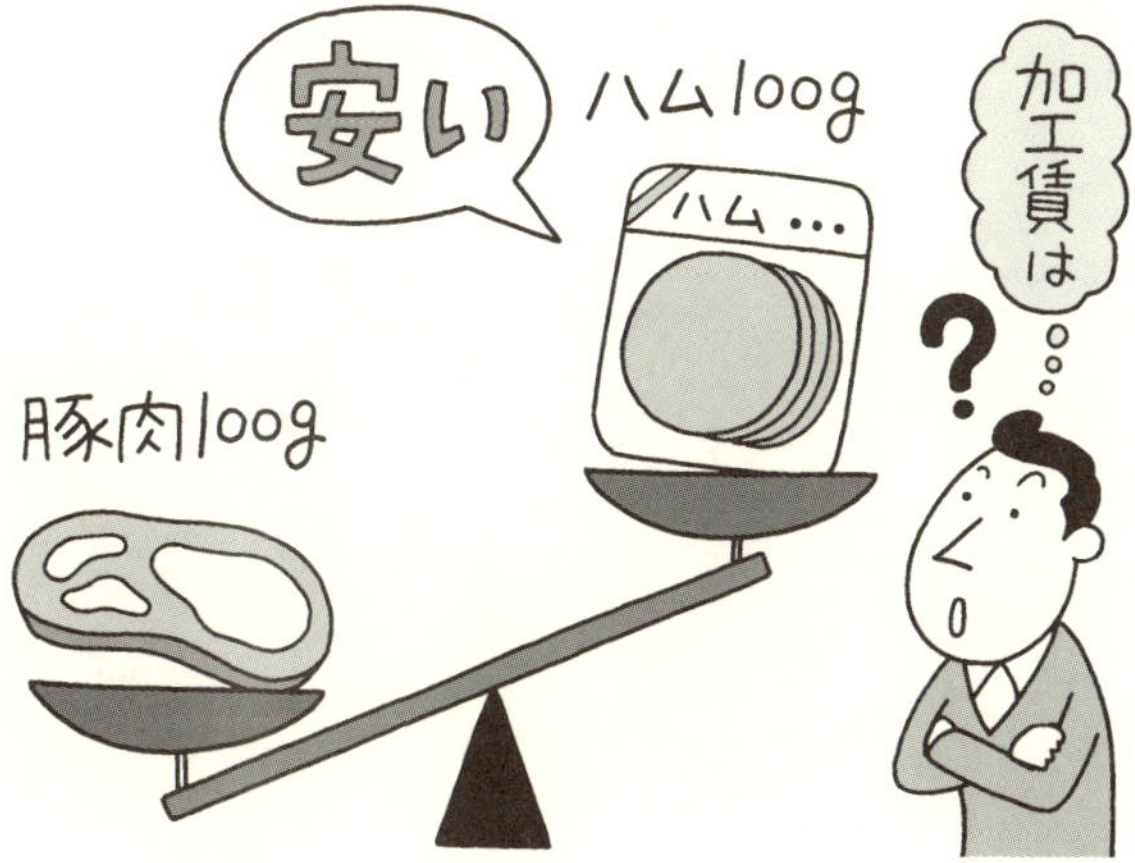

ハムを食べるのに？」と疑問を感じる方もあるでしょう。それはそうなのです。

ただし、**伝統的に作られている肉加工品は、ものすごく手間がかかっていて、作るのは大変**です。一定の温度で保存しなければならないとか、乾燥の度合いの問題であるとか管理にも気を遣い、保存をきかせるために液に浸けたり、燻製《くんせい》にしたり吊るしたり、作業も膨大です。本来の作り方は大変な工程を経ているわけです。

そのように伝統的な作り方で作られている物は大いに食べる価値があります。

だけど、よく考えてみてください。それだけの手間をかけるということは、そこに手間賃が乗っかるわけですから、相当高くなるということです。

本当の生ハムを食べたことがある人なら分かりますけれども、普通に肉を食べるよりもおいしいです。他では味わえない味がそこでは味わえるから、価値があるのではないでしょうか。

安いからといって、スーパーやコンビニなどで簡単に手に入る生ハムは、私は怖くて食べる気になれません。製造方法までは分かりませんが、いったいどのような処理がされているのだろうと想像するだけで恐ろしい。もし、菌がなくて安全性が担保されているとすると、その状態にするまでに相当強い薬を使ったことになり、そうでなければ、菌が残っているから、これまた怖くて食べられない。

どちらにしても、安手の物は食べられないという話です。

そういうわけで、私はスーパーで安く売っている普通のハム類は食べませんし、生ハムも信頼できるイタリア料理店の物以外は食べないことにしています。

ただし、高価ですからほんの少量。もともと、一度に何百グラムも食べるような物ではありません。その物の価値や危険性を考えながら、食べるかどうか、どのくらいの量を食べるか、私たち消費者は賢く判断する必要があると思います。

激安弁当の「真っ赤なウィンナー」は食べるな

ウィンナーについても、喚起したいことはハムとほとんど同じです。ただ、子どもたちが好きで、ものすごく手軽な食材の一つとして存在していますから、より注意が必要だと思います。

これまた安いのです。さすがに最近は減ってきましたけれど、弁当に入れるタコにする、あの周りを真っ赤に染めたようなウィンナーがまた密かに復活していたりします。子どもの頃親しんだ世代が、逆にあの毒々しい色が懐かしいということで、居酒屋などでは、「昔懐かしいウィンナー」的なネーミングでメニューに載っている場合もあります。

大変な色に着色されているわけですが、ハムと同じように、ウィンナー本体の肉のほうには発色剤、防腐剤、安定剤、増粘剤、香料などがすでに大量に使われています。

加えて、周りの皮には着色料が使われているとなると、現実を知れば知るほど、それを食べるには大変な勇気がいります。それこそ、決死の覚悟です。

でも、昭和三〇年代、四〇年代の人は、知らずにそういう物をおいしく毎日食べていたのですから驚きです。しかし、それがほとんど毒物だと分かった以上、あえて子どもたちに食べさせるのはいかがなものかと疑問に感じています。

食事でノスタルジーを感じることにも意味がありますから、大人になって、子どもの頃を懐かしむために食べるという人までは止めません。毎日食べるわけではないでしょうし、年に一回食べただけでがんになるような、そんな弱い身体でも困ります。ただ、**育ち盛りの子どもたちに、その危険性も考えずに頻繁に食べさせるのだけはやめて欲しい**と思っています。これから結婚したり子どもを産んだりする若い男性、女性にも、絶対に食べないでと懇願したいです。

タコのウィンナーのような色が付いていなくても、スーパーで安く売っているウィンナーはその危険性においていい勝負です。**栄養的な価値は皆無と思ったほうがいい代物**ですから、コンビニの弁当に入っていても、ウィンナーは食べないようにしてもらいたいです。

「ごまかしだらけ」のファミレスのハンバーグ

基本的に、ひき肉というのは精肉にならないランク下の部分だということを認識しておいてください。肉屋では、ロース肉など、きれいに形が取れる肉をあえてひき肉にはしませんから。きちんときれいに取れたところ以外の残り部分をひき肉にして売るのです。ですから、同じグラム数でも普通の精肉よりひき肉ははるかに安いはずです。質の落ちる部位を使っているからなのです。

もちろん肉屋によっては、本当にいい肉の部分をあえてひき肉にしているというところも例外的にはあります。そういう店が近所にあったら、かなり幸運だと思ってください。

昔は、ロース肉などを買って「これをミンチにして」と頼むと、どの肉屋でも目の前でガーッと挽《ひ》いてくれたものです。

けれどもそれは、もとの精肉より高くつくはずです。というのも、挽く技術料が加わるわけですから当たり前です。手間のかかる物は、基本的には高いのです。それが安く売られている理由をよく考えてみてもらいたいのです。

安手の飲食店ではひき肉のメニューがたくさんあります。ファミリーレストランなどでは、ひき肉で作ったハンバーグが料理の主流になっていたりします。そこには、ひき肉を使えば材料費が抑えられるという理由があったのです。しかも、ハンバーグをさらにまた加工して、煮込みハンバーグだの、チーズハンバーグだの、いろいろなごまかし作戦が展開されています。

ごまかすためにひき肉を使っているとしか思えないような物を、わざわざ食べる価値はないように思ってしまいます。

家庭でも、こういう料理を作りたいからということでひき肉を使うのは大いに結構です。ただ、安いからという理由でひき肉を買っているなら、それは精肉にならなかった品質の落ちる部分で、脂肪分が多いということは知っておきましょう。

ひき肉で作りたい料理もありますから、私も買うことはあります。そういうときには、いい肉の部位を買って、脂肪の部分は取り除いて赤身の部分だけをひき肉にして

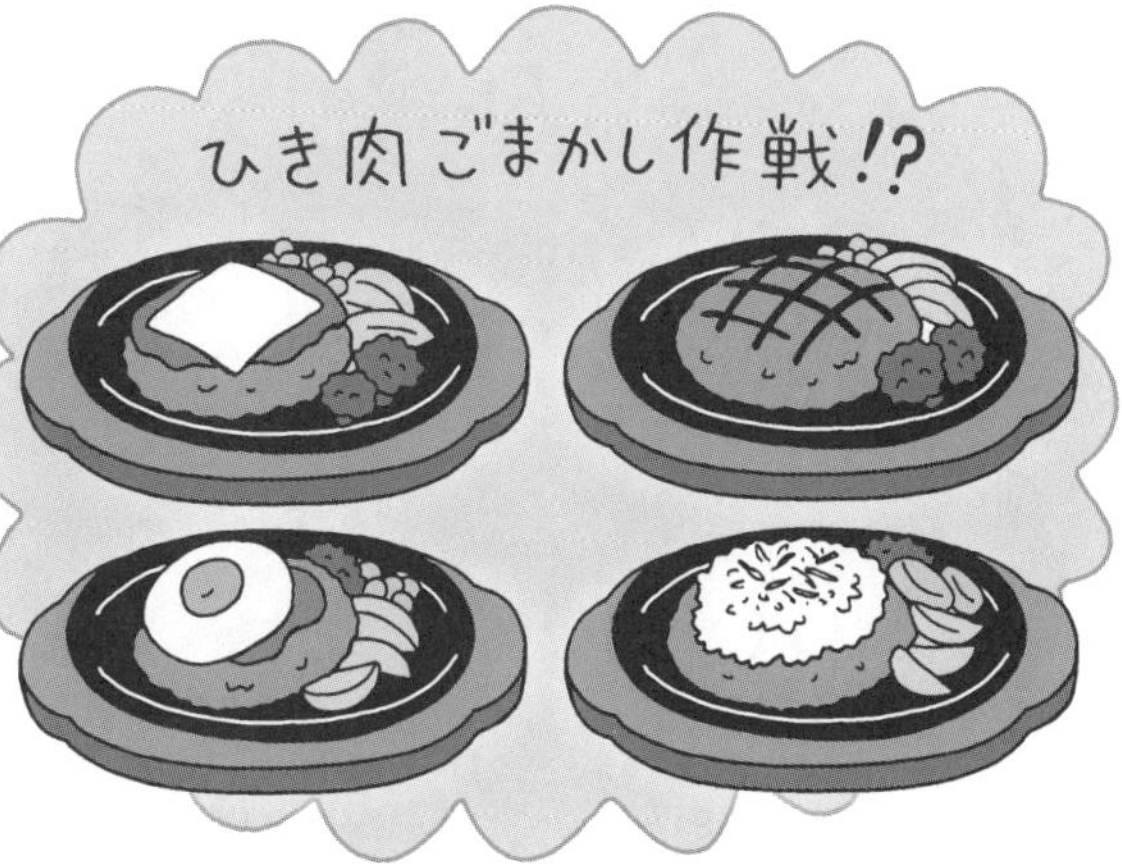

もらうように頼みます。料理に合わせてひき肉のサイズも指定します。いい肉屋は、粗挽きにして、というような細かな希望にも応じてくれます。

そのように調達した質のいいひき肉を使って、きちんとした料理法でハンバーグを一度作ってみて欲しいのです。そうすればひき肉のおいしさが分かりますから。ひき肉にした意味がありますし、食べる価値があるというものです。

ハンバーグステーキは、本来ものすごくシンプルな料理です。ひき肉に玉ねぎを刻んで入れて、塩コショウで味を付けて、好みでハーブを少し入れてしっかりと練る。それだけで形になりますから、あとは焼くだけ。このようにして作ったハンバーグステーキは本当においしい物です。

それなのに、パン粉を牛乳と卵にひたした物をつなぎに入れたりする飲食店が多いのです。自分で作ってみると分かりますけれども、本来はつなぎを入れる必要なんてありません。その代わり、しっかり練る必要があります。要するに、それが面倒なのでしょう。**適当に少し練ったぐらいでつながったタネを作りたいから、つなぎを入れる**のです。

つなぎを入れず、ひき肉だけで作ったハンバーグは、硬くてしっかりしていて、ふわっとはしていません。けれども、そのおいしさが本物ですから、それをきちんと知ってもらいたいのです。混ぜ物など一切入れずに作ってみて、そのおいしさが分かると、もうまがい物は食べられなくなると思います。

ミートボールも同じですが、本来の味が分からなくなっている人たちがほとんどなので、本物のひき肉料理のおいしさを知って欲しいと思っています。

その上で、今チェーン店などで出ているような料理が食べる価値がある物なのかどうか、改めて評価し直してみてもらいたいのです。

焼き肉屋では必ず「サラダ」を頼みなさい

一日単位、あるいは一週間単位でもいいので、自分の食事の内容を検証するために、穀類、野菜、動物性たんぱく質など、食べたもののカテゴリ分けをしてみることを勧めます。

このうち、動物性たんぱく質はどの程度摂取すればいいと思いますか?

食事量全体を一〇〇とすると「一〇」でいいのです（※重量ベース）。肉、魚、乳製品、卵などをあわせて、もしも一〇パーセント以上摂っているようなら、食事全体を見直してみる必要があるかもしれません。

動物性たんぱく質の量が過剰になればなるほど、私たちの身体はそれを消化・分解するのに大変なエネルギーを必要とすることになります。また、肉が消化・分解される過程で必然的に出来てしまう毒物の量も増えます。

体内で毒物が発生すると、何とかそれを無害化しようとする働きが自動的に起こりますが、そこにもエネルギーを費やさなければならなくなります。過剰な肉食は、私たちの身体にはよいことを一つももたらさないということを知っておいてもらいたいと思います。

肉を時折食べるのはいいと思うのですけれども、あまり頻繁に食べていると、肉だけで食事量全体の一〇パーセントをすぐに超えてしまいます。**食べるなら、良質の肉を少量だけ、野菜類、できれば生の野菜と一緒に、というのが賢明な食べ方・食べ合わせ**です。

生の肉を食べる機会もあると思うのですが、衛生的な観点からこれはできるだけ避けたほうがいいでしょう。「野生動物は生で肉を食べているじゃないか」と思うかもしれませんけれども、野生動物は獣を殺してすぐに食べています。最高に新鮮な状態で食べているのです。

私たち人間も、もし、殺してすぐ食べることが可能ならば、生のほうがいいに決まっています。例えば、エスキモーやイヌイットたちはアザラシを捕って、その場でと言っていいぐらいの新鮮な状態で食べています。ですから、食中毒などのリスクが低い。保存しておいて食べる方法も今はあるようですけれども、それも言ってみれば環境自体が天然の冷凍庫ですから、菌が繁殖しない。だから安全なのです。

新鮮な生肉がいいのは、酵素が活きていることです。食べた肉を酵素自体が分解する役割を果たしてくれるので、消化にそれほど負担がかからないのです。動物性たんぱく質を摂ることで身体が受けるダメージは、生のほうが少ないわけです。ただ現実的には、今の食肉生産の安全性のレベルを考えると、生で食べられる肉はそうそうないと思います。リスクのほうが大きいと思っていますので、私自身は生では肉を食べません。

豚肉には害のある菌が付いていますから、そもそも生では食べられません。最近はごくまれに無菌状態の豚というのも生産されていて、生でも食べられると言われています。けれども、もともと生で豚肉を食べるという食習慣がないところへ、そうまでして食べるべきなのか、ということは考えてもいいように思います。

基本的には、私たちは加熱をした肉を食べることになりますが、酵素は熱に弱いため、加熱された肉の酵素は破壊されて活性を失っています。ということは、体内にある消化酵素を使わなければ、食べた肉を消化・分解できないということです。そこに問題が発生します。

動物性たんぱく質だけでも消化・分解が大変なのに、炭水化物を合わせて食べるとなると、「消化」という意味で、私たちの身体に大変な負担がかかるのです。

ですから、動物性たんぱく質と炭水化物、焼肉とご飯や麺は一緒には食べないほうが、消化という意味ではリスクが低くなるので賢明です。焼き肉屋に行って、肉をたくさん食べ、ご飯もおかわり、でも野菜はまったく食べない。そんなことをしていると、身体に極度に負担がかかってしまいます。

焼き肉屋を経営する友人が何人かいますので、友人を訪ねがてら私も焼き肉屋に行って食べることがありますが、ほとんどご飯を食べませんし、肉もそれほどは食べません。**本当に良質な赤身の肉を、せいぜい三枚か四枚ほど。それも焦げるほど焼くのではなく、炙《あぶ》る程度**です。**あとは野菜を焼いた物や野菜のスープ、生野菜のサラダといった物をたくさん食べる**ようにします。

信頼できる店に行って、自分の食べたいように食べさせてもらえるというのは、ありがたいことだと思います。例えば「大根おろしをください」とお願いすると、メニューには載っていなくても作ってくれます。そういうお付き合いのできる店を確保しておくのは、焼き肉屋に限らず、居酒屋でも洋食屋でも大事なことだと思いますのでお勧めしたいと思います。

幸い、飲食店をやっている人には、基本的に客の要望に応えようと思っている人たちが多いので、スペシャルなオーダーにも気軽に応じてくれる店がたくさんあります。焼き肉屋でも、そういう野菜中心の食べ方ができるとよいのです。

焼き肉屋にはおいしいサラダがよくメニューにありますので、**サラダを頼んで、本当に良質な肉をサッサッと炙って少量、生の野菜と一緒に食べるというのが、一番よい食べ方**だと思います。サンチュやサニーレタスで焼き肉を巻いて食べる食べ方がありますが、これはとても理に適《かな》っているのです。野菜をたっぷり食べれば、そう肉ばかりは食べられなくなるはずですから。

脂身だらけの、炭みたいに焦げてしまった焼き肉と山盛りのご飯を、大量のアルコールで流し込むというのが、焼き肉屋に行ったときの最低の食べ方です。

商売する側から考えると、肉を何皿も注文してくれて、ビールもご飯もたくさんおかわりしてくれるような客のほうが売上が上がるのですから、よい客として歓迎されるのかもしれませんが、ここのところ少しずつ、世間の食べ方のスタイルが変わりつつあるような印象は受けています。

現実に、焼き肉のチェーン店の売上は落ちています。もう旧来のスタイルはあまり受け入れられなくなってきているのかもしれません。よいものを少し、と考える消費者が、少しずつですが増えてきているようにも感じます。

とにかく、焼き肉屋では肉の量を控えめに、というのがポイントです。食べ過ぎると消化の能力を超えてしまいますので、そうまでして食べることはありません。少量でもやはり消化には負担がかかりますので、できるだけ生の野菜を一緒に食べて、肉の消化をサポートしてくれる酵素を補給する。

このような焼肉の食べ方が広がって、スタンダードになるといいと思っています。

お手頃霜降り肉の正体は「健康状態の悪い牛の肉」

世の中には「高くても安全ではない食品」が存在します。フカヒレだとか、フォアグラ、キャビアといった絶対量が限られている食材は、おいしいかどうかは別として、希少価値があるので価格が吊り上げられ、その結果、高級食材としてブランド品のように扱われたりします。

しかし、庶民にとっては高嶺《たかね》の花ですからなかなか手が届かないわけで、だからこそかえって興味を持つ人も多いと思うのです。すると、そうした庶民の気持ちを逆手に取ったように模造品が作られるようになります。

模造品は、もちろん本物よりは安く手に入るのですけれども、当然のことながら本物とは違うわけです。ワンランクもツーランクもスリーランクも下がった物が、見栄えだけ高級品的な物になって一般人の手の届く範囲までやってくる。でも、同時にそれだけ安全性も損なわれてくるのです。

その典型例が、霜降り牛肉です。

肉の赤身の部分に「サシ」と呼ばれる脂肪分が入っているのを霜降りというのですが、それが細かいほど上質とされ、適度な柔らかさと甘みがあってとろけるようにおいしい、と珍重されてきました。

これはもともと、但馬《たじま》牛特有の肉質のことだったのです。但馬牛は平安時代にもその名を知られた小型の和牛ですが、江戸時代以前は主に農耕の労力として飼育されてきました。その重労働に耐え得るよう、長い年月の間に、自然に筋肉の隙間にエネルギーとなる脂肪を蓄えるようになったのが、霜降り肉誕生の経緯です。引き締まった筋肉質の但馬牛だからこそ起きた現象なのです。

本来は希少な物なのに、多くの人に喜ばれ求められたために、普通の牛でも霜降りになるように育てようとしているわけです。

ところが、交配させて但馬牛の血が入っていても、なかなか純粋な但馬牛のようにはうまくサシが入りません。そこで牛に大量にビールを飲ませたり、エサからビタミンAを極端に抜いたりして、大型の外来種で無理矢理サシが入った肉を作ろうとするわけです。これでは、どうしても不自然極まりないことになります。

ビタミンAを徹底的にエサから排除するのはなぜかと言いますと、そうすると牛の体がビタミンA不足になって脂肪をどんどん形成するようになるからです。いわば、ニセのサシが入るのです。

具体的にどうやってビタミンA不足にするかというと、ビタミンAの含まれない、トウモロコシ主体の炭水化物ばかり食べさせて牛を太らせ、その代わりビタミンAに変わるカロテンが含まれる新鮮な牧草は与えないことで、ビタミンA不足にします。すると、牛の体は老化状態になって病気にもかかりやすくなりますから、エサの中に抗生物質だとか抗菌剤、成長促進のためのホルモン剤など、様々な薬品を混ぜなければならなくなります。つまり、**通常売られている霜降り肉は、健康状態の悪い牛の肉ということ**なのです。

さらに、重金属類の問題も大きいのです。環境の中にある水銀や鉛といった重金属類を家畜はどうしても摂り込んでしまうのですが、その多くは脂肪の部分に蓄積されていきます。つまり牛の脂身をたくさん食べるということは、同時にそれら重金属類をもたくさん食べるということです。

もっと単純に、**赤身肉に脂肪を注入して人工的に霜降り状態を作り出す機械まであります。**まがい物を作るために、どんな労力も厭《いと》わない悪質な業者もいるのです。本当に真面目に取り組んでいる、心ある畜産業者にとっては迷惑な話です。

私は霜降り牛肉が人工的に作られることを批判しているのではなく、一般の人が本当のことを知らされないまま、今まで手の届かなかった高級品が「この程度の値段ならいいじゃないか」と、人工霜降り牛肉を本物と信じて食べているところに問題があると思っているのです。

今や大量生産されていますから、珍重するほどではなくなっているにもかかわらず、「霜降り牛肉」というだけで珍重される。消費者がそういうブランド商法にごまかされているところがあると思うのです。

そもそも、人間に食べられるために育てられている物なのだから、食べる人間がおいしく食べられるように育てて何が悪いのかという生産者の意見も分からないではありません。技術的には高度な物なのでしょうし、細やかに牛を育てなければならない生産者の苦労は計り知れないでしょう。

だけど、そこまでして作り上げた霜降り肉、果たして本当に「喜んで食べるような物ですか?」と問いたいのです。

もともと霜降り肉になる性質を持っていない牛を無理に霜降りにさせるというのは、自然という観点からしても間違ったおかしなことだということに、消費者には気づいてもらいたいのです。

背景には「霜降り肉＝高級な牛肉」といった一直線の思考があります。しかし、果たして本当にそうなのでしょうか。根本に立ち返って、もう一度消費者自身が考える必要があると思います。

そもそも、消費者が消費行動を通じて、本来は高級な物を安く食べさせて欲しいという意思表示をしたのだと思うのです。本物の純粋な霜降り肉はものすごく高級なものですから、庶民には手が届きません。

それなのに「自分たちも食べたいから霜降りをもっと安く」という欲求が消費者側にあったわけで、それに応えるかたちで生産者が無理して作っているという一面は否定できないと思います。ところが、霜降り肉が庶民の手の届く物になったとたんに、それはもう本物の霜降り肉ではなく、高級品でもなくなっているのです。

消費者は、本当は何を食べるべきなのか、本当に食べたい物は何だったのか、もう少し深く掘り下げて考えるべきだと思います。そうすれば、生産者もわざわざ霜降り肉を作り上げる苦労などしなくて済みます。

生産者の中にも、今の食肉生産の状況を嘆いている人はたくさんいるのです。実際に、そのようにして誠実に食肉生産を続けている生産者の方を、私は何人も存じ上げています。もっと自然に近い状態で牛を育てても、おいしい肉はいくらでも作れます。生産者にとってもそのほうがよいはずで、消費者にも、安心して健康な牛の肉を食べられるというメリットがあります。その安心、安全なおいしさに正当な価格が付けられるならば、多くの生産者は喜んで応えてくれると思います。

前述したように、動物性たんぱく質の量は人間にとって今食べられているほどの量は必要ないのですから、生産量は減ったとしても、良質な物さえきちんと作られていれば、食べるほうが量を減らすことで需要と供給のバランスは成立します。

霜降り肉のことだけでなく、消費者が食肉生産のあり方にまで考えを及ばせることも、必要な時代になったのではないかと思っています。

安い店では、できるだけ「鶏」か「魚」を

特に食材の安全などにこだわらないレストランや喫茶店で食事のメニューを選ぶことになり、選択肢が牛・豚・鶏とあった場合、何を選ぶのが最も危険が少ないでしょうか?

産地や作り手、作り方まで明確になっている食材というのは、きちんとした品物ですからそれなりの値段がします。仕入れの価格が違ってきますので、それ相当の上代価格が付けられる、つまり値の張る店でなければそういう食材を使うことはできません。そうではない普通の店では、食材の来歴を店の人すら把握できていないことが多く、尋ねても答えられないと思います。安さ重視でわけの分からない食材が使われているということです。

それを前提とした場合、一概には言い切れませんが、**強いて言うとしたら鶏がマシ**

だと思います。どうしてかというと、生育期間が短いからです。生育期間が短いということは、薬剤など悪いものを投与される期間も短いのです。

ただし、体の大きさが小さいために、少し薬剤を与えても牛や豚より影響が大きいということは言えますし、ホルモン注射で一瞬若返らせて「若どり」として売られているケースも多々あります。そうした複雑な要因を考慮に入れると、判断などできなくなります。

何の情報もない場合には、単純な選別の仕方として鶏にしますが、**そこにもし魚という選択肢もあるなら、私は間違いなく魚を選びます。**

放射能汚染の危険性や、養殖なのか天然なのかという要素もありますから、魚も分からないのですけれども、それでも私は魚を選びます。他に何の情報もないという同じ条件下で一般的に安全性のランクを付けると、やはり魚のほうが安全ですから。

知っている店では、その日のメニューに使われる素材の産地など毎回聞きますし、知らない店でも一応確認してみます。まともな店なら嫌がらずに答えてくれますし、はじめから表示してある意識の高い店もあります。聞いても分からないとか、誠実な対応ができないような店には二度と行かなければいいのです。

6章

野菜

——サラダバーの野菜、コンビニサラダ……は栄養にならない！

野菜不足解消にはならないサラダバー

サラダバーは不思議議です。客が勝手にどれだけ食べても同じ値段なのですから。日頃、野菜不足だと自覚している人の中には、サラダバーに行って野菜を補おうとする人もいるかもしれません。

そういう人にはお気の毒ですが、**ファミリーレストランなどのサラダバーの野菜は、いくら食べても野菜不足の解消にはほとんど役に立ちません。**

あの手の安手のサラダバーに並んでいる野菜は、そもそも、あまり良質な物ではないのです。その**良質でない野菜を次亜塩素酸ソーダという薬品で消毒・殺菌をし、ジャブジャブと何度も水洗いしてきついにおいを消す**のです。野菜が持つ栄養素はほとんどが水溶性ですから、その間に栄養素があらかた水の中に流れ出てしまいます。サラダバーに並ぶ頃には、食物繊維を補うことぐらいはできるかもしれませんけれども、

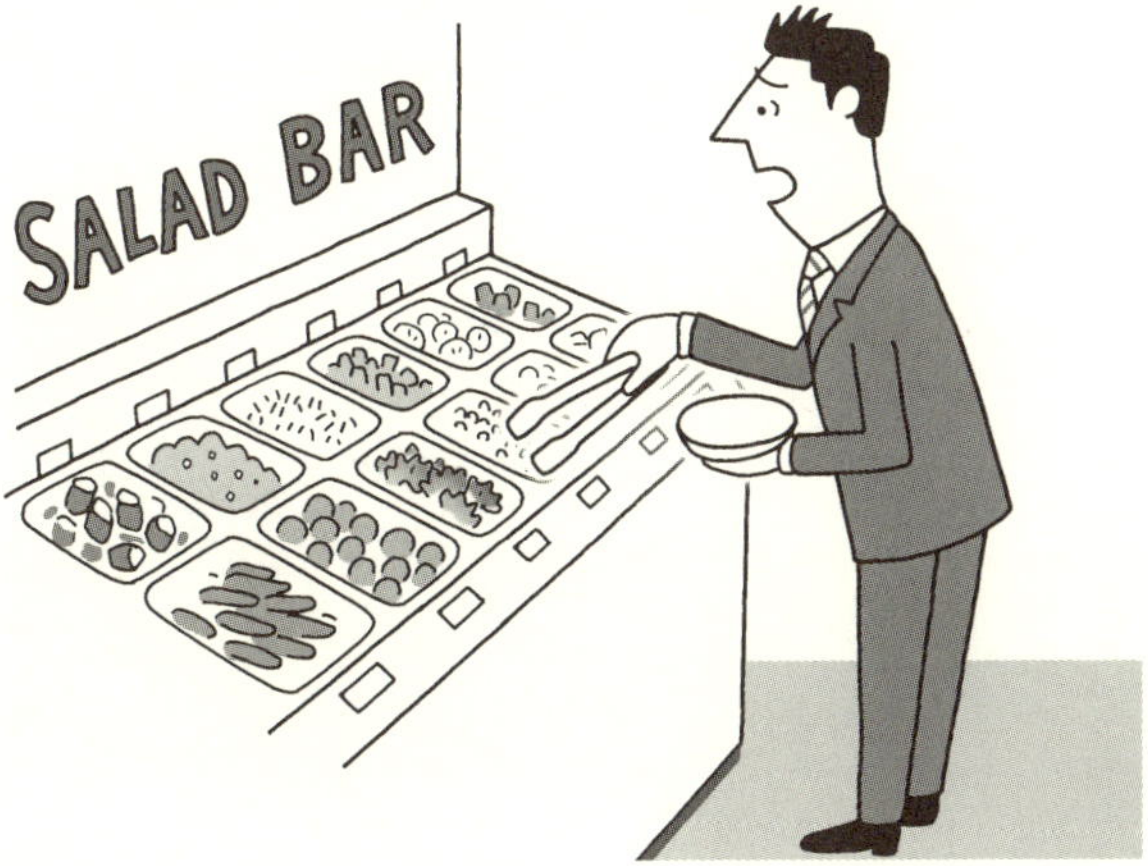

普段不足している栄養素を補えるような野菜ではなくなっているのです。

店側からすると、店は慈善事業ではなく、収益を得るためにやっているわけです。

従業員の給料もさることながら、経営陣、生産者など、その飲食店に関わる大勢の人たちの生活を賄うために商売をしているのですから、いかにサラダバーで「好きなように好きなだけ食べてくれ」と言いながらも、やはり儲からないと経営が成り立ちません。その部門での収益が上がらなければ、やっている意味がないわけです。

ということは、サラダバーだけで儲かるようなシステムになっているということです。どれだけ安い野菜を使っているのかは、消費者自身が考えるべき問題です。

一部例外的に、ホテルなどで、本当にまともな野菜が並ぶビュッフェ形式のサラダバーがあることはあります。実は私もあるホテルのレストランのプロデュースをしているのですけれども、そこで出している野菜は、本当にきちんとした野菜です。ドレッシングも全部手作りです。しかし、このように良心的なサラダバーはめったにないと思ってください。もしあったら、それこそ足しげく通うべき店です。

通常、飲食店というのは厳しく原価管理されています。一般的には、飲食店の原価率はだいたい三〇パーセントぐらいで、それを超えると経営を圧迫すると考えられています。チェーン店などの場合には、二五パーセント以下、まれではありますが二〇パーセントを切る店もあります。「何だ、ぼろ儲けしているのか」と思われるかもしれませんけれども、そうでもありません。他のオペレーションシステムにお金がかかっていたり、広告宣伝費にお金がかかっていたりと、低い原価率に抑えなければ、全体として経営が回らないのです。

それはともかく、原価率をチェーン店の二五パーセント以下で計算してみると、仮に二〇〇円のサラダバーなら、五〇円ぐらいで儲けが出ることになります。**いくら食**

べても五〇円の野菜だと考えてみてください。どれほど安い代物かということです。

原価率は品目によってもかなり違いますが、店側からすると、原価率が低い物がたくさん売れるのが理想的です。サラダバーはかなり回転しますから、理想的な品目なのではないでしょうか。

経営という立場からすれば、原価を下げて儲けが出るようにするのは正当なことです。けれども、うまくプロモーションして見せられることで、客側は、消費者として得をしたようなイメージを抱かされているかもしれません。しかし実際は違います。

サラダバーをやっているレストランを批判したいわけではなく、客側として、きちんと現実を見据えてもらいたいと思っているのです。野菜不足を補うのが主たる目的でサラダバーを利用するのだったら、本当にその目的がかなえられるかどうかを検証したほうがいい、ということを強調したいのです。

さらに、サラダバーにはドレッシングが付きものですが、あそこに並ぶドレッシングはほとんどの場合、工業製品的に作られた業務用のドレッシングだということを承知しておいてください。**ただだからとドバドバかけて食べるのは、食品添加物を丸飲みしているようなことにもなりかねません。**

サラダバーの野菜がいつまでもパリパリの謎

サラダバーの野菜が時間がたってもパリパリしてみずみずしい理由。これはもちろん薬品のせいです。**野菜がパリパリな状態を保つ食品添加物が使われている**からです。

一度、自分でやってみるといいと思います。最高の作り方をした上質のオーガニック野菜を買ってきて水洗いし、ちぎるなり包丁で切るなりして置いておきます。ものの数分もすれば赤くなってきたり、野菜の種類によっては少し黒ずんできたり、ともかく変化が起こります。これは酸化という現象です。野菜の表面が酸素と化合したということで、言ってみれば錆びたような状態です。錆びるというのは酸化することですから。

サラダバーで、もし端っこが赤くなったようなレタスがたくさん並んでいたら、クレームものです。「何だ、このサラダバーは。レタスが赤いじゃないか、キャベツが黒ずんでいるじゃないか」と。サラダバーというのは相当安く供されていると思うのですが、それでも客は文句をつけます。

レストランのほうも、そんな文句はつけられたくないのです。野菜の色が変わったり、ヘナヘナになったりしない状態に保てるよう処理をするのは当たり前のことだと思います。

処理の手順としては、まずカットした野菜を大きなザルごと次亜塩素酸ソーダのプールに浸けて殺菌消毒します。ザバッと引き上げて、流水で水洗いします。次亜は瞬間芸ですので、菌を殺してしまったらもう用済み。においが残らないようすっかり洗い流します。

それからパリッとさせるために、鮮度保持目的で、pH調整剤と呼ばれるクエン酸、グルコン酸、コハク酸などの薬液に浸けて水切りし、パックに詰めて密封した物が5℃に保たれる冷蔵トラックで店に届けられます。店ではパックの封を切って、サラダバーの容器にバッと詰めるだけ。誰でもできます。誰でもできる工程になっていないと、営業が成立しないのです。

酸化防止剤は、ほんの微かに酸っぱい味が残るのですが、サラダバーの野菜をその

まま食べる人はまれで、ドレッシングなど味の濃いものをかけて食べますので、ほぼ一〇〇パーセント気づかれることはないのです。

このような物ですから、もともといい野菜をサラダバーには望めませんが、それでも気を付けてもらいたいことがあります。

例えば、レタスは淡色野菜ですから淡い色ですが、サラダバーに並ぶレタスの中には緑色が濃い物があったりするのです。そのような品種のレタスもあるにはありますけれども、高級品なのでサラダバーに使われることはほとんどありません。

高級な品種ではなく一般的な普通のレタスでも緑色が濃い物があり、これに注意をしてもらいたいのです。齧《かじ》ってみると、少し苦み、えぐみがあります。それは質が悪いのでなく、硝酸態窒素《しょうさんたいちっそ》が大量に含まれている可能性を示しています。

レタスを栽培する畑に化学肥料を大量に入れ過ぎると、硝酸態窒素をレタスが吸い上げてしまい、異常に濃い緑色になることがあります。

硝酸態窒素は、体内に摂り込まれると唾液と化合して発がん性物質になったり、消化管の中でも発がん性物質を作り出したりすると言われている物質です。せっかくサラダバーに来たのだから、と元を取ろうとしてたくさん食べた日には、大変なことが起きてしまうという可能性も否定できません。

あまりにも不自然に色が濃いレタスは、サラダバーで取らないでください。もちろん大丈夫な物もありますが、注意を払うほうが賢明です。

そもそも安い価格で提供されているサラダバーですから、質が悪いからといって店側のほうも文句を言われる筋合いはない、と私は考えています。消費者側が情報を収集して自分で身を守る以外にないのです。

野菜がいつまでもパリパリになっている理由を承知した上で、「これでいい」と思うのか、「こんな物は食べない」と判断するのか。消費者一人ひとりの選択に任されているのです。

「減農薬の野菜だから安心」とはならないわけ

最近は、スーパーにもオーガニックや無農薬野菜の小さなコーナーが見られるようになりました。安心してそこで野菜を選んでいる消費者もいると思うのですが、安心してばかりはいられないデータがあります。

日本の農産物の中の、農林水産省が認定したオーガニックの比率は、なんとたったの〇・一八パーセント。少しずつ増えているとはいえ、一パーセントにも遠く及ばない数字です。これだけの収量しかなくて、果たして全国のスーパーのオーガニックコーナーに商品を行き渡らせることができるのでしょうか。**各スーパーのオーガニックコーナーに置いてある無農薬と謳われている商品も、そのまま鵜呑みにして信用することはできない**のかもしれません。

正確には、オーガニックの認定を受けて有機JASマークが表示されている作物に関しては信用していいと思います。ただ、無農薬栽培、無化学肥料というのは明確な規定があるわけではないので、どのようにでも表示できてしまうのです。無農薬栽培とすることが付加価値となり、高く売れるという事実があるため、そこをうまく利用している人たちもいることはいます。

もう一つ、日本農林規格（ＪＡＳ規格）による検査に合格して、オーガニックと表示できるようになるためには結構なお金ともものすごく面倒な手続きが必要で、かなり高いハードルがあります。農薬も化学肥料も使わずに野菜を作っている農家を個人的に何軒も知っていますが、いずれも認定を受けてはいません。費用と手続きの煩雑さがその理由です。けれども、そういう農家でこそ、完全なオーガニックで野菜が作られていることも事実です。でも、その作物がスーパーに出回ることはなかなかありません。このような状況を考えれば、実際にはオーガニックの比率は〇・一八パーセントよりもっと高いかもしれないのですが、そこで作られた作物と消費者が結びつかないというのが現状で、難しいところでもあります。

朗報として、全国の農家にアンケートを取った、こんな結果があります。全国の慣行農法（農薬や化学肥料を使って行なわれる従来の農法）で農業をやっている農家に、オーガニック農業に切り替えたいかという質問をしたところ、何と三二パーセントがオーガニックに移行したいと回答したのです。**消費者が、本当にオーガニック野菜を食べたいと声を上げれば、それを供給してくれる人たちはいる**ということです。

オーガニック農業に切り替えると、収量が減るとか、虫がたくさんつくとか、非科学的なことを主張する人たちがいますけれど、これはまったくの偏見です。このことに関しては、カリフォルニア大学のヴァシリキオティス博士という方が、オーガニック農法は慣行農法に対してまったくひけを取らないものであり、それどころか作物によってはオーガニック農法のほうが収量が多いということを、八年という月日をかけて証明しました。

私も個人的にあちこちの農地に行って記録を取ってきているのですけれども、高知県で次のような事例がありました。同じ条件の土地に、慣行農法の畑とオーガニック農法の畑がたまたま隣接していたのです。あるとき豪雨に見舞われて、慣行農法の畑は化学肥料のために畑が泥化して全部流されてしまったのですが（191ページ上の写真）、なんとオーガニック農法の畑にはまったく被害がなかったのです（191ページ下の写真）。きれいにそのまま作物が生《な》っていました。

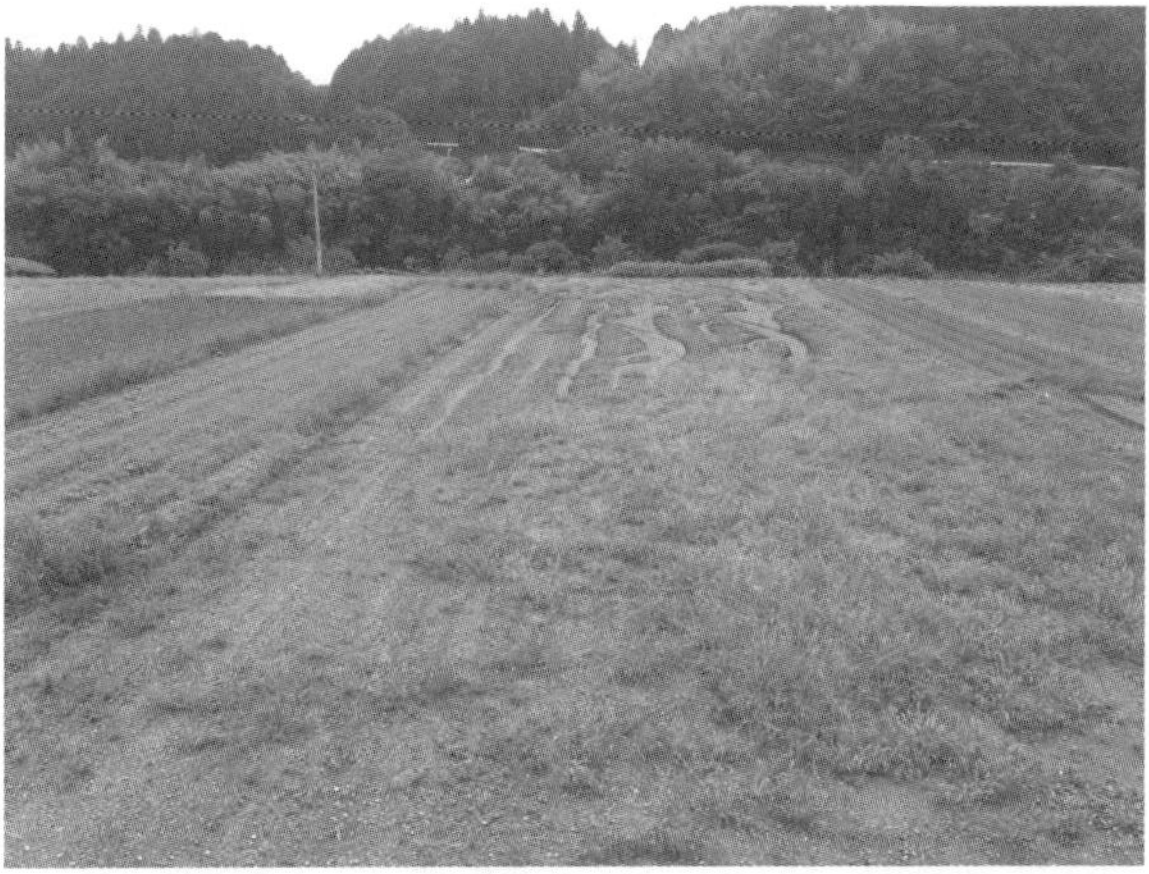

〈慣行農法の畑〉泥化して流されている

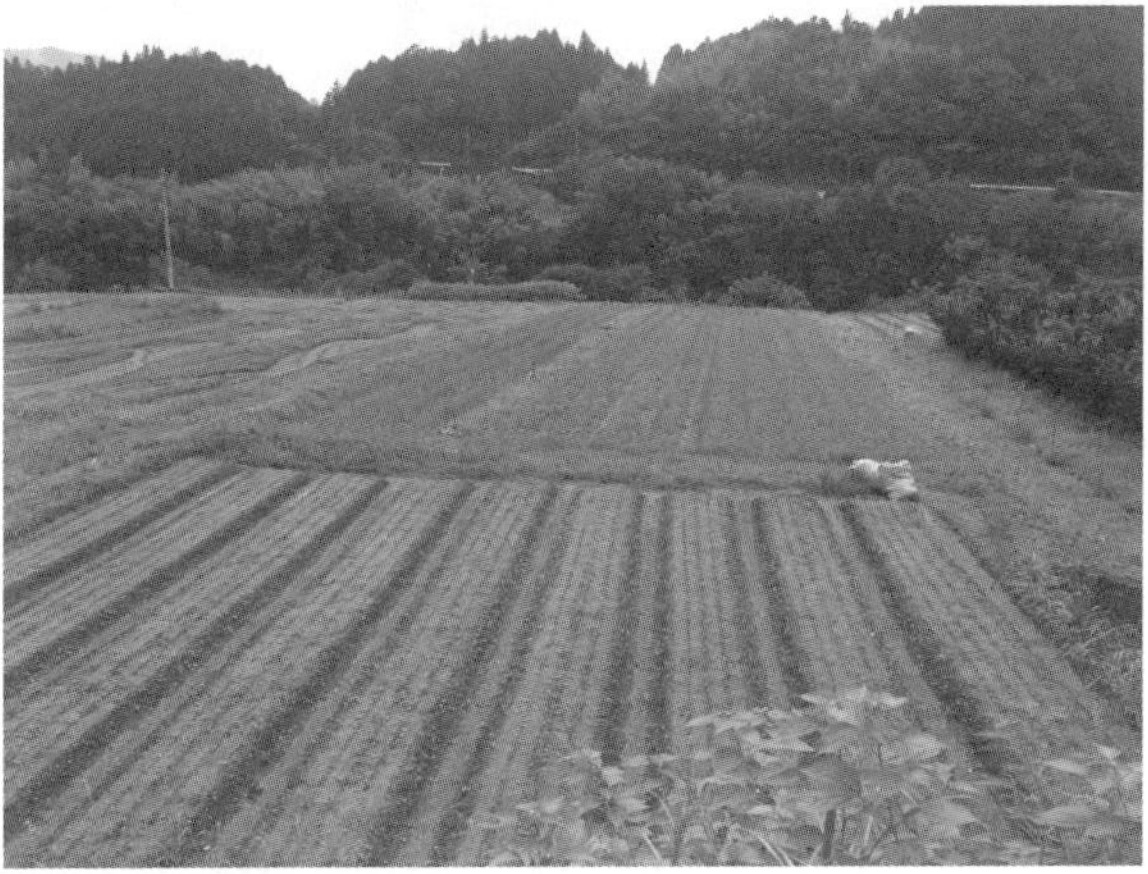

〈オーガニック農法の畑〉まったく被害がない

農家の人たちは、長年の経験からそんなことは百も承知なのです。だからこそ、三二パーセントもの人たちが、オーガニックにしたいと言っているのでしょう。

虫についても同様です。本当にきちんとオーガニック農法をやっていくと、野菜自身が様々な植物化学物質を発することで不必要な虫は寄せ付けなくなるのです。自然の野菜は強いものなのです。

ただ、キャベツや白菜などの外葉は虫に食わせます。いくつかのアブラナ科の植物は、特徴の一つとして結球する性質を持っています。葉を巻いて丸まっていくのですが、そのときに外葉は結球しないようにできていて、芋虫に食べさせるのです。その芋虫が育って蝶々になると、次の受粉を助ける役割を果たします。自然はうまく循環するようにできています。

今、オーガニック・無農薬より広く行なわれているのは、減農薬栽培です。**たくさん農薬を使うよりはマシだろうと思って減農薬の野菜や果物を選んでいる人は要注意**です。というのも、減農薬というのは、規定がより曖昧なのです。その地域で一般的に行なわれている慣行農法の半分の量の農薬であれば、減農薬と表示していいことになっています。地域によって使われる農薬量はまったく違いますから、半分に減らしても、他の地域より多いということはあり得ます。

また、どんなに強力な農薬を使ったとしても、量が半分でさえあれば減農薬と表示して構いません。例えば、ネオニコチノイド系の農薬を使っていても、半分でさえあれば減農薬と表示できるのです。ネオニコチノイド系の農薬は、世界中でミツバチが激減してしまった原因とされていて、ヨーロッパ各国では相次いで使用禁止になっているほどのものですが、日本ではむしろ、規制を緩める方向に動いているのが現状です。

このように基準が非常に曖昧なため、かえって悪いものもあるのです。ですから、減農薬と表示されていても、普通の農薬を使った作物よりも安全性が高いとは一概には言えません。

ところで、リンゴなど、「減農薬がせいぜいで、完全無農薬で育てるのは無理」とよく言われていますが、決してそんなことはないと私は思います。一〇〇年前を考えてみてください。世界中に豊富にあったリンゴはすべてオーガニックで育てられていたのです。そもそも、果樹も自然の中にあるものですから、本来は農薬も化学肥料も使う必要はないのです。

ここでも、消費者はまんまと引っかかっているのです。要するに、消費者が「果物は無農薬・無化学肥料でやっていくのは難しいんだね」と思ってくれたら、農薬を推進する側にとってはもってこいではないですか。そういう常識を作ることによって利益を得られる人たちが、そう主張しているだけのことなのです。

農業に関わる人たちがすべて、純朴で朴訥ないい人たちとは限らないということは認識しておいてもらいたいのです。肉屋にも八百屋にも、ミュージシャンや画家にだって、どんな業界にも腹黒い人間はいるでしょう。

この問題も複雑な背景から起きていることですので、単純に解決することはできないと思いますが、果物を完全に無農薬・無化学肥料で育てるのは難しいということは、そうしておきたい人たちが言っているだけです。そんなはずはありません。本当は可能なのです。現に、完全なるオーガニックで果樹を作っている農家の人たちはたくさんいます。

ただ、そういう中にも、自宅用の果樹園はまったく農薬も使わず栽培するけれども、残りの畑では大量に農薬を使って出荷しているという人もいます。無農薬でも十分できるけれども、それでは市場で通用しないので、仕方なく慣行農法で作って売るわけです。

オーガニックにすると、今よりも果物が高くなるのは確かです。私は個人的には農薬を使わずに安全な果物が食べられるほうがいいと思っていますので、高くてもなるべくそういう農家から買うようにしています。本当に誠実に無農薬・無化学肥料にチャレンジしている人たちがいますので、自分のできる範囲でそういう人を応援するという意味からも、消費者の一人として購買行動で支えていくつもりです。

私のような消費者の数が増えれば、まったく問題なくオーガニック農法がどんどん広がると思います。果物は無農薬では難しいというのは、単なる思い込みですから。

消費者の意識と行動が、農業のオーガニック移行を妨げているということを、消費者自身が認識すべきです。海外旅行や携帯電話に大金を注ぐくらいなら、自分を作ってくれるまともな食べ物にきちんとお金を使うほうがいいのではないでしょうか。

これからの私たちのありようとして、自分こそが最も信頼のおける資産だということに読者には気づいて欲しいですし、その資産にこそしっかり投資をすべきでしょう。

自分が食べる物が、結局自分になっていくわけですから、食べ物が安全であることに価値を見出せるかどうかは、自分に価値を見出せるかどうかと同じことなのです。

今後の最も大事なテーマになるでしょう。

賢明な読者の方々はもう百も承知のことだろうと思いますけれども、金融は実質的に崩壊しています。それは日本だけでなく、アメリカもヨーロッパも中国も同様だと思います。そういうものに血道をあげて夢中になるよりは、本当に重要な資産に真っ当な投資をしていくべき時代が来ているのではないでしょうか。

そのために、作物がオーガニックであることはとても重要なファクターになることでしょう。

「食べても意味がない」コンビニのサラダ

コンビニエンスストアという業態について考えてみましょう。

都市部で生活している人にとっては、生活の一部になってしまっていますし、郊外や田舎で生活している人にとっても、コンビニがあることで助けられている部分が大きく、消費者にとって、文字通り便利で欠かせない存在になっていると思います。

支払いもできれば宅配便の窓口の代わりもしてくれ、コンサートのチケットも買える。昔に比べてサービスの幅が広がり、便利なことこの上ないありがたい業態です。

便利（コンビニエント）に使えることが主眼なわけですから、その使命を忠実に追求してくれている点で、すごくいい業態だと思うのです。なくなって欲しくないですし、大いに発展してもらいたいです。

ただ、食品、ことに生鮮品の販売には向いていません。扱う商品については、今や限界を超えていろいろな物にチャレンジしているわけですけれども、この業態に合った販売品目という物があってしかるべきだと思うのです。

そういう意味で、生鮮品はコンビニで販売するのに向いていません。鮮度が命のサラダなんてなおさらです。

流通のことだけでも考えてみてください。コンビニ各店舗であのサラダを作っているわけではないことは誰でも分かると思うのですけれども、では、どこで作られ、どのぐらいの時間をかけて店に運ばれてくるのでしょう。しかも店に並べられたあと、廃棄されるまでにどのぐらいの時間があるのでしょう。それを考えただけで、鮮度という物が分かると思うのです。

サラダというのは、何よりも大事なのが鮮度ですから、そういう観点からすると、**コンビニでサラダを買うというのは、最も愚かな消費行動と考えなければなりません。**

工場で作られてパッケージされ、ビニール袋に入ったドレッシングが別添で付けられた物が大量にトラックに積み込まれて、各店舗に降ろされていくその時間の経過を考えたら、最も新鮮であるべきサラダは、経時変化によってどんどん劣化してしまっています。そんな物を食べてもしようがないと思うのです。

ですから、**コンビニエンスストアのほうも、もういっそそういう物は売らないと決めてしまったほうが手っ取り早くていい**と思うのです。すべての面において損失ですから。食べても意味がない物を作ること自体が無駄ですし、そんなことを繰り返すことにも意味がないので、もう売りませんと潔く決断したほうがいいのです。

そういう方向に持っていくためには、消費者側から先に動かなければなりません。売るほうは、消費者が買ってくれると思えば作って売りますから。

結論としては、**コンビニのサラダは食べないほうがいい食品**です。そこに早く気づいて、賢明な行動を取ってください。そうすれば、コンビニエンスストアのほうも「これ、売っても意味がないな」ということにすぐに気づきます。

コンビニのバックデータは本当にすごいもので、店舗個々のデータも分析できていますます。消費者が買わなくなったことが分かれば、そんな商品の扱いはすぐにやめます。コンビニにとっては何のダメージにもなりません。他の商品が売れればいいのですから。

コンビニのサラダがなくなってしまったら、野菜不足が解消できなくなるじゃないかと心配する人のために、代替案を提案しておきたいと思います。

それは、**生の野菜をきちんと買う**ということです。

生の野菜を買って、キュウリならそのまま一本、レタスなら葉っぱを剥いてササッと水洗いしてビニール袋に入れ、学校にでも職場にでも持っていけばいいだけです。

自分で食べるのですから、そんなに細かくする必要もありません。一緒に、味噌や良質な塩、醤油、オリーブオイルなどを小さい容器に入れて持ち歩き、それを付けて食べるのです。薬品漬けの栄養素の抜けたコンビニサラダより余程おいしいですし、小腹が空いたときの間食にも最適です。

私も、出先で大きなレタス一枚の真ん中に塩をパラパラッと振ってオリーブオイルを少し垂らして食べたりしますが、とてもおいしいです。トマトだって持ち歩けるでしょう。生で持って行って、包丁を使わずに食べられる野菜はたくさんあります。

これがそんなに難しいことだと思いますか？　そんなに大変なことだと思いますか？　まったく大変ではありません。コンビニでサラダを買う必要などないのです。

弁当にしても、豆と米を合わせて炊き込んだご飯を、おにぎりにするまでもなく、タッパーウェアや弁当箱にギュッと詰めて、真ん中に穴を開けて梅干しを詰め、海苔をベタッと貼って持って行けばいいのではないでしょうか。すでに穀類と豆が組み合

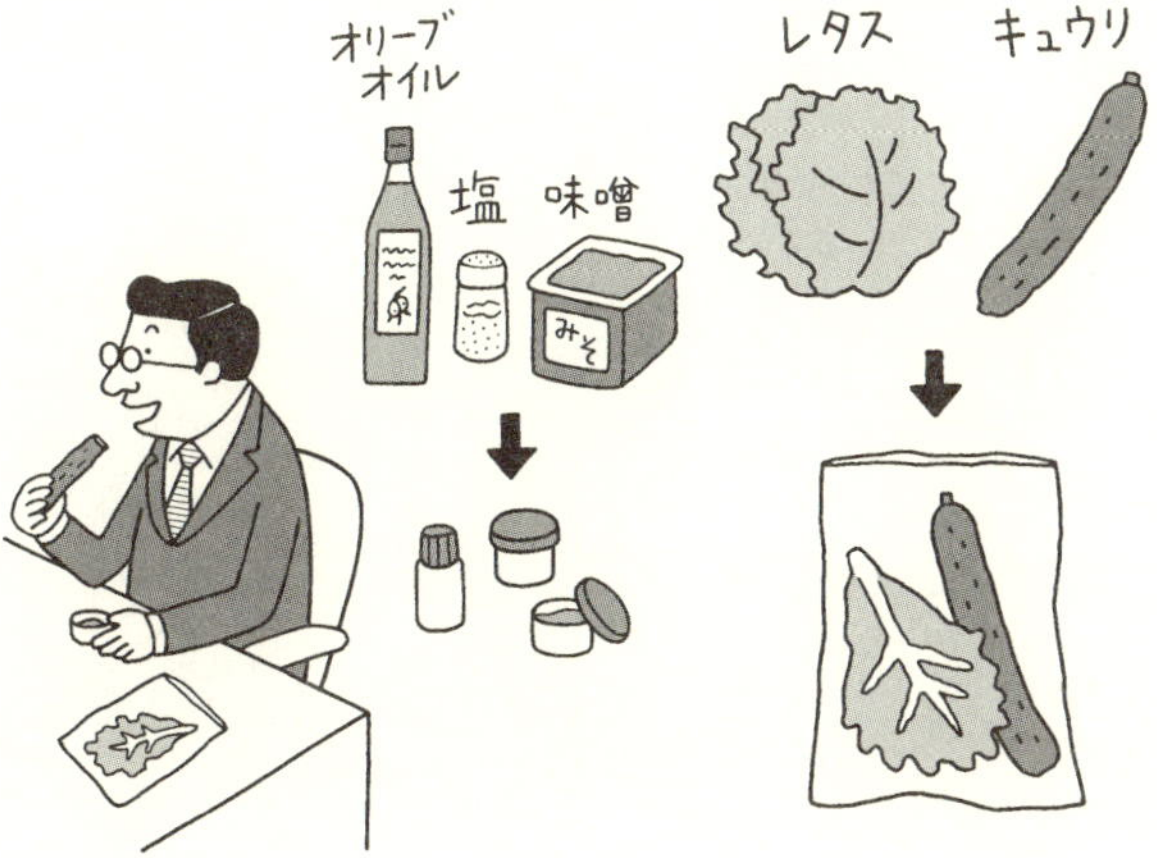

わさっていますから、あとは新鮮な野菜をバリバリ食べれば十分。そこに漬物が添えられていれば完璧です。これは私もよくやりますけれども、けっこう満足感もあります。

何にも難しいことはないのです。今はすてきな容器もたくさん売られていますから、気に入った物にご飯を詰めて持って行けばそれだけでオシャレですし、カッコイイと思います。新幹線で開けて食べても、全然恥ずかしくない。

変におかずを一緒に入れなくては、などと思うから、弁当作りのハードルが高くなるのです。そんな固定観念、捨ててしまえばグッとラクになります。これだけ簡単なことがなぜできないのか、それがむしろ不思議です。栄養バランスのことをとやかく言うのであれば、その前後の食事を充実した内容にすればいい。それできちんと補うことはできます。

自分のライフスタイルを見直してみてもいいと思うのです。コンビニがなければ食生活が成り立たないような生き方はもうやめましょう。コンビニに頼らない。そのほうが食品事故が起きる可能性も減って、コンビニにとってもいいと思います。サラダなどたいした利益率はないでしょうし、そんな物まで売るよりも、コンビニ本来の使命に集中してくれたほうが、消費者もより便利に使えて、八方いいことずくめです。

消費者がまず一本筋の通った自分のライフスタイルを構築することが肝心です。その消費者の生き方に合わせてコンビニのかたちも変わっていくのだと思います。

サラダを頼めば「その店のレベル」が分かる

レストランにもいろいろな形式やランクがありますし、オーナーの考え方によってオペレーションもまったく違ってきますから、一緒くたにするのもどうかと思いますが、ここではやむを得ずレストランを一つの括りにして考えてみます。

レストランのサラダはその店の姿勢を象徴するものです。まずは、サラダをその場で作っているレストランを探してください。**サラダをその場で作ってくれているレストランは、野菜が無農薬でなかったとしても、おしなべていい店**なのです。

もしも消費者側が無農薬野菜にこだわるならば、それはやはりムーブメントにしていかなければ、なかなかどこのレストランに行っても無農薬の野菜が出るということにはなっていきません。レストランだって商売ですから、そのほうが売れると分かればそういう物を提供し始めます。

ただ現状では、オーガニックの野菜にこだわっている消費者はまだ何パーセントもいません。マイノリティを相手にレストランとして商売を成立させるのは難し過ぎます。今はまだそこまでこだわることはできませんけれども、それでもその場でサラダを作ってくれている店は意識が高いです。そういう店を選びましょうというのが、結論中の結論なのです。

逆に、**間違っても選ばないでもらいたいのは、サラダを作り置きする店**です。

野菜がきれいに盛り付けられたガラスの深皿が、いかにも今まで冷蔵庫に入っていましたというようなキンキンな冷え方。そこにマヨネーズが添えられたり、わけの分からないドレッシングがかけられたりして供され、「はい、サラダです」と言う。このような店は選ぶに値しません。サラダ付きランチのある喫茶店でも、何皿も用意してあるサラダを冷蔵庫から出してきたりしますが、グレードの高いレストランでさえ、同じようなことをしているところが結構あります。

そういう店は、要するにサラダに情熱をかけていないということです。サラダに情熱をかけていないレストランが、他の物に情熱をかけるはずがありません。こうなるともう、倫理観やプライドみたいな話に関わってきますけれども、やはりサラダに情熱をかけているレストランは、ほとんど間違いなく他のメニューにも情熱をかけています。こうしたことを知った上でレストランを選んでください。

レストランと銘打って、チャラチャラした装飾には気を遣っていたり、お金を使っていたり、シェフがたいして似合いもしないのに立派な髭《ひげ》を生やしていたり、不必要に高い帽子を被っていたり。そんなことをしてあたかも一生懸命にやっているように見せかけておきながら、ファミレスと同じように業務用のドレッシングを使っている店もあります。

恥知らずだなと思うのですけれども、そういうところに限って、やはり不必要に大きな皿においしくもないとんでもない色をした大根のような物ばかり、薄っぺらに切って、よく分からない盛り付けにして出してきたりするものです。全部で二〇グラムにも満たないような物を野菜のサラダと称している。そんなところでかっこつけるんじゃない、と言いたくなってしまいます。もっとシンプルでいいのです。

とにかく、料理の見栄えや盛り付けなど、本質とはズレたところにばかり情熱をかける店はろくなものではありません。そこに業務用のドレッシングがかかっていようものなら、腹が立ってしまいます。

消費者が気付かないのをいいことに、そんなところに商売の重点を置いている店もあります。うっかり間違って入ってしまうこともあるでしょうが、消費者としては二度とそのような店には行かないようにしてもらいたいのです。

サラダはやはりある程度のボリュームを食べるべき物です。おいしいサラダはたくさん食べることができます。有能なシェフは、おいしいサラダがどういう物か知っていますから、そういうシェフのいる店ではある程度ボリュームのあるサラダが出てきます。

私がよく行くワインバーのメニューには、サラダが載っていません。でもレベルの高い店なので、「今日はサラダが食べたいんだ」と言うと喜んで作ってくれます。だいたい腕のいい料理人であれば、自分の得意なサラダ、「このサラダはうまいんだ」というサラダを何品かレパートリーに持っているものなのです。こうしたコミュニケーションも大事です。レストランのよさはそこにあるのですから。

シェフが奥にいて、サービスの人が対応してくれるような店もありますけれども、その場合はそのサービスの人とある程度コミュニケーションが取れるようにしておいて、「こんなサラダ作ってくれない？」とお願いすると、腕があってプライドがある

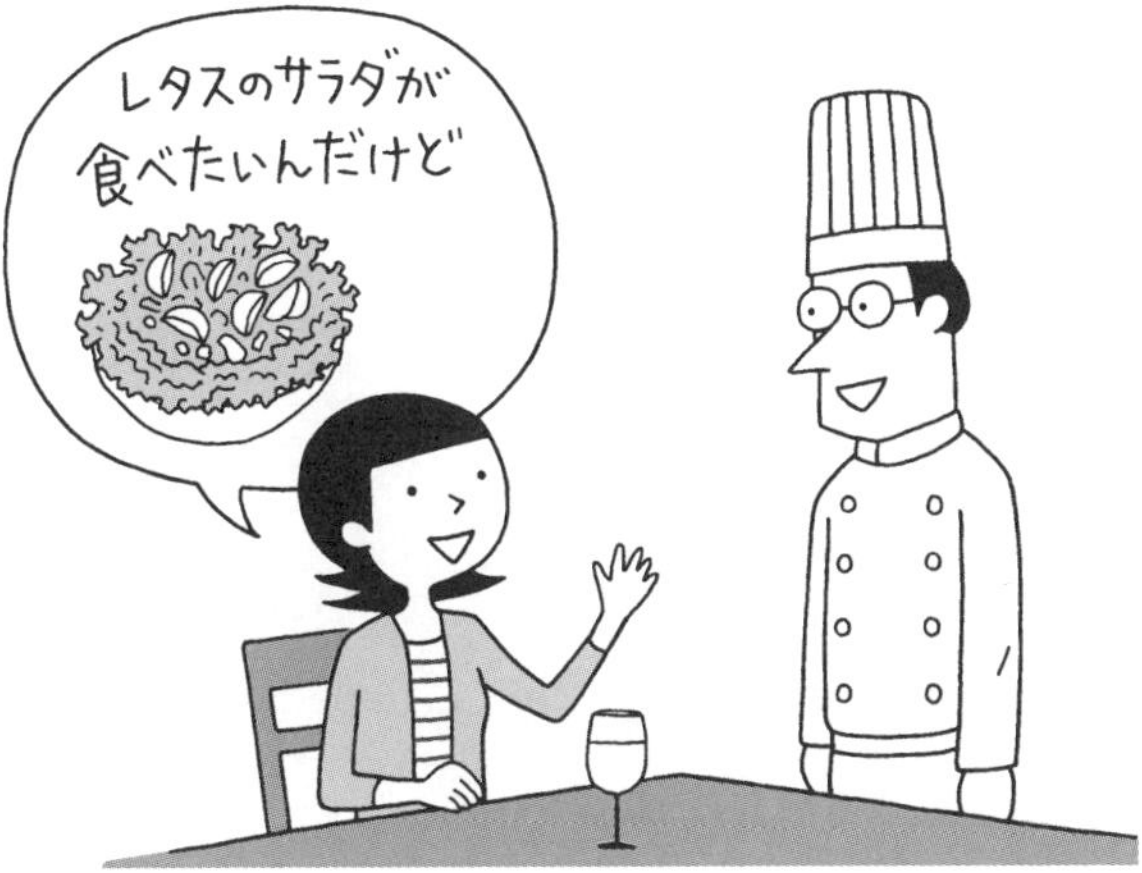

シェフなら、お互い顔を見ていなくても大喜びで作ります。

「レタスがいっぱいのサラダが食べたいんだ」

「キャベツを使ったサラダ、作れない?」などとリクエストすると、「はいはい」と気軽に作ってくれるものです。たとえメニューに載っていなくても。

もちろん、こちらも店が満席でてんてこ舞いのときにそんなわがままは言えません。そういったことをわきまえた上での〝わがまま〟です。

やはりそういうコミュニケーションが一番大事なのです。こちらも足しげく通うということは、そのシェフのことを信頼しているという証になりますし、シェフのほうも「あ、この人また来てくれた」というのはものすごく嬉しいことで、「自分の料理を気に入ってくれているんだな」と感じる。そういう人間と人間との繋がりに、またパワーが生まれるように思います。

それが料理に表現されるのだと思うのです。愛情が通い合っている家族が作ってくれた料理は無条件においしいものですが、それに近い関係を店との間にも作って欲しいと思います。そうすると、レベルの高いサラダが食べられる確率が上がっていきます。

チェーン店では、いくら通ってもそういう繋がりが成立するのは難しいでしょう。メニューも決まっていて、メニューにない物は出せませんし、値段も決まっています。でも、本物のレストランだと、イレギュラーな要望にも応じてくれます。かえってとんでもなくおいしい物が出てきたりする可能性もあります。私は、そのような優秀な店でメニュー外の物を頼んで法外な値段を取られたことは、一度もありません。

一流の料理人というのは、客が高度な要求をしてくれると、それに応えるように努力をするものなのです。そこに快感を感じる。新たなことにチャレンジするということに対して、ものすごく貪欲です。

これは料理に限らず、一流の人は皆そうでしょう。自分が無理難題を与えられたら、それは自分にとってのチャレンジのチャンスだと捉えて、そのとき持っている自分の最高の力を出そうとすぐに挑める人、それが一流の人間だと思うのです。スポーツマン、音楽家、文筆家などでも同じです。

一つの懸念は、理解度の低い客、料理の本質がよく分からない客が多くなってきていて、そういう客ばかりだと、対応する側もやはりそのレベルに合わせなければならなくなってしまうということです。

ですから、客としての自分のレベルアップも常に消費者側がやっておくべきだということも、付け加えておきたいと思います。そうすると、それに応えるシェフたちの努力も無駄にならなくなりますから、全体のレベルアップが加速され、お互いがより豊かになっていくと思います。

老化を食い止める抗酸化物質の「すごい力」

私たちの身体は、呼吸して酸素を取り込んでいる以上、酸化（＝老化）するのは避けられない宿命です。ある程度の酸化現象は必然的なことですし、仕方がないと諦めるしかないのです。

ただし、極度に、急激に酸化してしまうようなことは、やはり避けなければなりません。

身体の極度の酸化を食い止めてくれるのが抗酸化物質と呼ばれる物で、野菜に多く含まれています。野菜に含まれる「植物栄養素」（ファイトニュートリエント、またはファイトケミカルズとも呼ばれる）が持つ成分が、抗酸化物質として身体の中で働いてくれているのです。ここがとても重要なところです。

だからこそ、野菜をたっぷり食べる必要があるのです。私たちは野菜をたくさん食べる方法を料理のレパートリーとして知っておくべきですし、それが多ければ多いほど抗酸化物質を多く摂取することになり、日々の食卓を通して私たち自身が健康でいられることにつながるのです。サプリメントなどでは及びもつかない力が、野菜には、また野菜の料理にはあるのです。

植物栄養素とは別に、必須栄養素と呼ばれている物があります。必須栄養素とは、これが欠落すると生命維持の危機に直結してしまうような、人間にとって欠くべからざる重要な要素のことです。

一方の植物栄養素というのは、欠けたからといって生命維持の危機にいきなり直結したりはしません。そのために軽視されがちなのです。しかし、**植物栄養素をたっぷり摂っていればいるほど身体はいい状態に保てますし、急激な老化も防止してくれます。**

伝統的な食事のあり方を研究すると、日本人はそのことを経験的に知っていたということが分かります。抗酸化物質の存在を化学的に分析して認識していたわけではありませんが、「こういう物をこの配分でこのくらいの分量で食べていると、どうも元気でいられる、力が発揮できる」といった、体感から得られた情報を少しずつ蓄積し、知恵として伝えてきているのです。

日本人には日本人の食事のスタイルがあって、それをよく分析してみると、かなりの量の野菜、つまり抗酸化物質を摂っていたことが分かります。しかも様々な形態で摂っていたのです。それが日本人の健康を支えていたということを改めて考えてみる必要があると思います。

現代の私たちにとっても、必須栄養素と、抗酸化物質を多く含んだ植物栄養素を過不足なく摂り込めるスタイルが理想的な食事のスタイルであることに変わりはありません。これが重要なポイントなのです。

このことを知っていれば、外食をする際にもメニューの選び方が変わってくると思うのです。できるだけ抗酸化物質を多く摂り込めるメニューをチョイスしようという考えがあれば、そのようなメニューを選択するでしょう。

些細なことではありますが、こうしたことの積み重ねが、人生という長い期間を考えると、とても重要なのだと強調しておきたいと思います。

7章

揚げ物

――私が「揚げ物全般」をお勧めしない理由

老化と病気リスクを高める「危険な調理法」

揚げ物に使われている油の危険性についてはすでにさんざん言及してきましたので、この項目では、もう一つの危険性を指摘しておきたいと思います。

おいしい揚げ物はこんがり揚がっていて、きつね色をしています。あの色は、メイラード反応（褐変反応）と呼ばれる反応が起きていることを示すものです。加熱によって物質が極度に劣化してしまった状態です。

そういう物を身体に入れるということは、それだけでリスクがあります。

トーストも、あまりこんがり焼いた物を毎日食べるのはよくないですし、ご飯のおこげも頻繁に食べるのはやめたほうがいい。もっとよくないのは、魚や肉などたんぱく質が焦げてしまった物。油でこんがり揚げた物も同じことです。

その毒性を消すために、体内で抗酸化物質を大量に使わなければならなくなるのです。身体が自分を守ろうとする働きが自動的に起きます。

ですから、もし揚げ物を食べるなら、それに見合うだけの抗酸化物質が身体の中になければ駄目なのです。ところが、現代人の食生活では、野菜も不足しがちですし、おしなべて抗酸化物質は足りていません。それでも、一ヶ月に一度くらいの頻度ならそれほど影響はないかもしれませんが、頻繁に揚げ物を食べている場合、それを無害化することができなくなっていると思ってください。

それは積もり積もって、各細胞の劣化、つまり急激な老化に繋がってしまいます。**揚げ物を食べる頻度が上がれば上がるほど、老化が進み、病気になるリスクが増大している**と認識しなければなりません。

ましてや、本来飲食店でもないコンビニやスーパーマーケットで、それほどの専門知識を持っていないであろうスタッフが調理した揚げ物を食べるなどというのは、考えてみれば恐ろしいことです。

もちろん私は絶対に食べませんけれど、私同様、飲食関係の仕事をしている仲間たちもほとんど食べません。食べない理由があるわけです。何も知らない消費者だけが食べているのです。

全てがとは言いませんが、トンカツ屋のチェーン店のようなところも、実態を知ったらとても食べられたものではありません。使っている油も肉もひどいものですし、不衛生極まりない。でも、揚げてしまっているので少々のことは分からないのです。

あまりにも毎日のように異常に揚げ物が食べたくなる人は、そもそも、よい油が不足しているのではないかと疑ってみてください。意識的に摂らないと不足しがちなオメガ3脂肪酸を、亜麻仁油やえごま油（良質なものに限る）、青魚（ただし生で）などから補うと、ほとんどの揚げ物好きは見事に解消されます。実はそれほど揚げ物が食べたかったわけではないということに気づくのです。身体は、揚げ物ではなくオイル、それもオメガ3脂肪酸を求めていたということが分かります。

それでもなお揚げ物が食べたいという場合、もしも、揚げ物に見合った量の酵素を摂取できる分の野菜を食べようと思ったら、どのくらい必要でしょうか。

揚げ物には中身もありますから厳密なことは言えませんけれども、目安として、重量ベースで揚げ物一に対して最低でも一〇の新鮮な生野菜が必要だと覚えておいてください。一〇〇グラムの揚げ物を食べるなら、一キロの生野菜も一緒に食べなければならないということです。

　抗酸化物質の蓄積が十分にある人ならそれほど摂らなくても大丈夫かもしれませんが、揚げ物を頻繁に食べている人は、体内の抗酸化物質は消費し切っているということですから、そのくらい野菜を大量に食べないと埋め合わせできないと考えたほうがいいのです。

　一キロの生野菜など摂るのはほとんど不可能ではないでしょうか。つまり、揚げ物は量を減らすに越したことはないということです。

　一般に、高温で調理すると、その素材が持っているたんぱく質が変成を起こしてしまう問題も生じます。野菜にもたんぱく質が含まれていますから、高温になれば変質します。それをたまに少量食べたからといって大きなダメージになることはないのですが、日常的に連続して食べるのは得策ではありません。

　もしも調理法を選ぶことができるなら、蒸す、あるいは茹でる方法を勧めます。蒸す、茹でるという調理法では、基本的に水の沸点である一〇〇度を超えません。残念ながら酵素は失活（活性を失うこと）してしまいますが、安全な温度帯で調理できるところがメリットなのです。

サクサクの揚げ物は「トランス脂肪酸まみれ」！

本当に新しい状態の油で揚げ物をした場合、サクッと揚がるのは最初のうちだけです。二つ、三つと揚げていくうちにだんだん油が劣化してきて、サクッと揚がらなくなるのです。

揚げ物をしたことがあれば誰もが経験していることでしょう。それをサクッと揚がる状態に戻すために、家庭では差し油をしたりしますね。油の温度がまた上がったところでもう一度揚げると若干戻ります。

それを一挙に劇的に戻す方法があるのです。それが**ショートニングを揚げ油に加えること**なのです。そうすると一気にサクサク感が戻ってきます。

家庭レベルで、衣にマヨネーズを加えるとサクサクになるという秘法もあるようですが、市販のマヨネーズはそれ自体がトランス脂肪酸の塊ですから、ショートニング

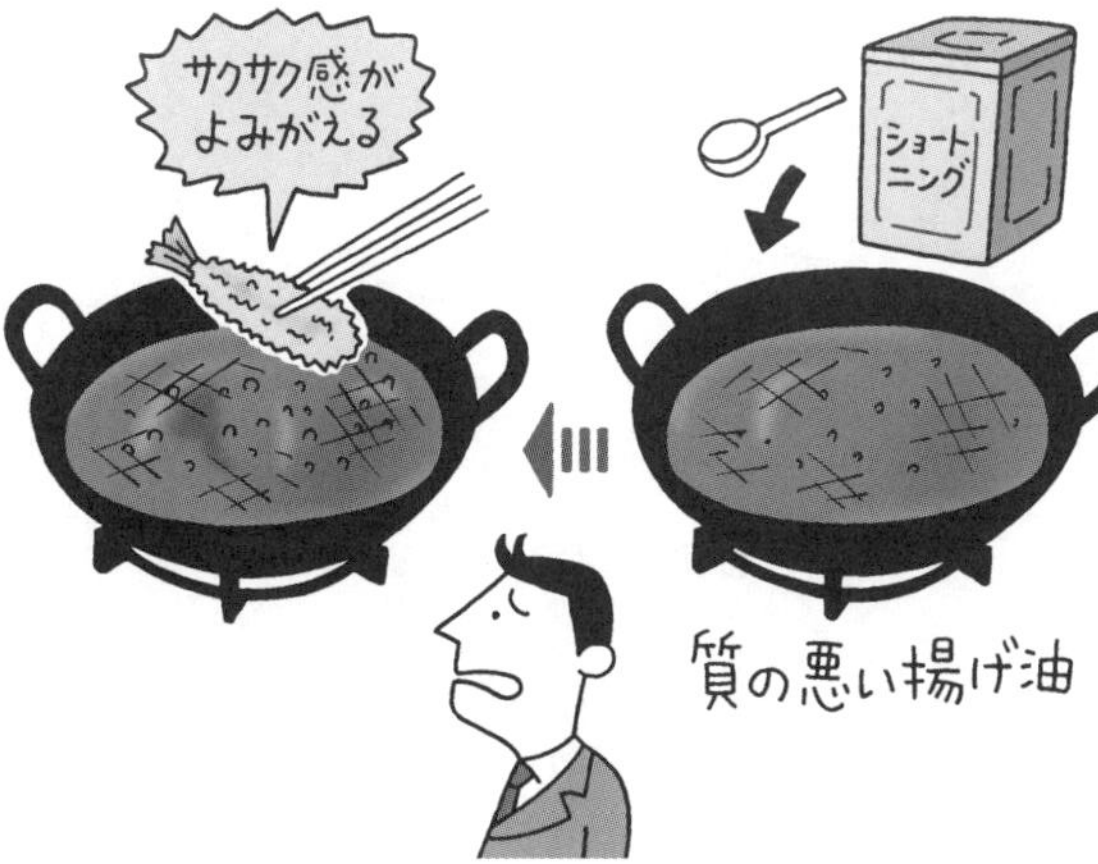

と同じような成分が含まれているため、同じ効果が期待できるわけです。

多くのトンカツ屋チェーンの調理マニュアルには、揚げ油にショートニングを入れることが書かれています。それは使用開始からの時間で決められているのですが、油が劣化してきたらショートニングを入れることが指導されています。

もともとショートニングと同じような質の悪い油を使っているのに、さらにショートニングを投入するのです。マニュアルに従って皆やっていることなので、誰が揚げてもサクサクッとした感じになるわけです。

しかし、その**揚げ物はトランス脂肪酸まみれ**です。それで、私は余程信頼できる店で揚げられた物以外、揚げ物は食べてはいけないと常々注意しているのです。

私が絶対に食べない物の一つに、立ち食いそば屋の天ぷらがあります。

あのようなところでは店でなど揚げていません。それなのに、いつまでもサクッとしている。たいてい工場で揚げた物が店に届きます。工場で揚げたのはいつなのか。それが運ばれて客の口に入るまでに、何時間かかっているのか。

家庭で揚げ物をしてみれば分かりますが、何時間も経たないうちに衣が湿ってベチャッとした感じになります。それをあのようなサクサク状態にキープできるというのは、衣のほうにも怪しい仕掛けがあるということです。しかも、危険なショートニングで揚げている。だからこそ、あのサクサク感が保てるのでしょう。

どれほど毒性があるのか分かりません。立ち食いそば屋の天ぷらは、絶対に食べて欲しくない食べ物の一つです。

余程しっかりした店以外で揚げ物を食べる恐ろしさを、もっと広く認識してもらいたいと思っています。

「何の肉か分からない」恐怖のナゲット

ナゲット。これは、あらゆる食品添加物のオンパレード、集大成と言ってもいいような食品です。中身を知ったらとても食べられたものではありません。

以前、大手ハンバーガーチェーンに納入する中国の食肉工場で、床に落ちた肉や腐りかけの肉が当たり前のようにそのまま使われる映像が流出して問題になったことがありました。あれはチキンナゲットの工場でした。

でも、あの工場はまだいいほうだったと思います。とんでもないことをやってはいましたが、工場自体はまだ中国の工場としては衛生的な部類でしたから。あれよりひどいことは表に出ずにもっと起こっています。日本の工場でも起こっています。

それに最終的には、あの程度の不衛生など問題にならないぐらい大量の薬品が使われているのです。

仮に菌が残ったとしても、あのミンチ肉はその後成型されて冷凍されます。食べる前には、さらに高温で揚げられます。それでほとんどの菌は死滅しますし、少々菌が付着したところで、問題になることはまったくないのです。

しかも、あのようなことが行なわれていたのはあの日だけとは思えないでしょう。頻繁に行なわれているからこそ映像に収めることができたのです。他の工場では絶対に同じことは起こっていないかというと、そんな保証もありません。食べるなら、そもそもナゲットというのはあのようにして作られる物だ、というぐらいの覚悟で食べて欲しいのです。不衛生な状態で作られる物ですから、安全性を担保するために、様々な化学薬品を使うのは当然のことです。

そもそも新鮮で良質な材料であるならば、鶏肉をあそこまで加工する必要がないはずです。ということは、それだけの加工が必要な粗悪な素材が使われていると考えなければならないでしょう。

市販されているチキンナゲットの裏を見てみるといいと思います。全部が全部ではありませんが、白身肉、赤身肉などと表示されているものがあります。**白身肉も赤身肉も、何の肉を指しているのか分かりません。私たちが普通に考えている動物の肉で**

はない可能性もあります。そういう表示を見たら、やはり注意すべきだと思うのです。

白身肉というのは基本的に脂身のことですが、これだけでは何の脂身かは分かりません。原材料名を見ると、チキンナゲットと言いながら豚肉と書いてある物もありますから、豚の脂身なのかもしれません。

表示の最初には鶏肉と書いてある物が多いですから、分量としては鶏肉が一番多く使われているのでしょう。でも、増量のためにいろいろな物を入れているのは、表示を見てみれば分かります。

赤身肉は少なくとも鶏ではありませんし、豚肉と表示していなければ豚の赤身でもありません。ましてや高くつく牛は使いません。となると、それは何の肉なのでしょう？

何が入っていてもおかしくないということを承知しておいて欲しいと思います。チキンナゲットという商品名だからといって、使用する肉については何の規定もないのです。あのような形をしていたら、チキンでなくてもチキンナゲットですから。

これはナゲットに限った話ではないのですが、ほとんどの加工食品に入っている「リン酸塩」という食品添加物の問題もあります。リン酸塩、リン酸ナトリウムという表示のされ方をしている、この化合物のリンが分離して体内に摂取されるわけですが、リンは過剰に摂取すると身体の中で悪影響を及ぼします。

リンは人間にとっては必須ミネラルの一つですから、欠如させてはいけない物質です。けれども、リンが体内で過剰になると、本来は必要なミネラルの吸収を阻害する働きをしてしまうのです。さらに、体内ですでに働いているミネラルと結び付いて体外に出してしまいます。必要なミネラルが入ってこなくなる上に、出ていってしまうというわけで、身体が極度のミネラル不足に陥ってしまうのです。

これはほとんどの加工食品に入っていますが、大量に入っているので特にナゲットは気を付けなければいけません。

仮に、鶏肉しか使っていない安全なナゲットがあったとしても、食品添加物としてリン酸塩、リン酸ナトリウムは使われていることが多いので要注意です。使われた場合は、原材料名に表示されます。**消費者として、原材料名を確認するのは必須の行為**と心得ておいてください。私は、最近の子供たちが骨折しやすいのは、もしかしたらリンの過剰摂取も原因の一つかもしれないという疑いを持っています。

市販されているチキンナゲットも、ファストフード店で売られているチキンナゲットも、非常に危ない食べ物であることは承知しておいて欲しいのです。

何が危険なのかは、食べるほうでリサーチして知っておかなければなりません。売る側がわざわざマイナスの情報を出してくるはずはないのですから、消費者の立場でできる限り実態を掌握し、その上で食べるかどうかを判断しなければならないのです。

選べるなら、まだ本来の物の形をしている食品のほうが安全度が高いということは言えます。

同じチキンでも、骨がついたフライドチキンや唐揚げなら、明らかに鶏肉であることは分かります。揚げ物であることの危険性は残りますが、怪しげな物を混ぜようがないという点で、チキンナゲットよりは安全でしょう。

フレンチフライはがんを覚悟で食べなさい

フレンチフライというのは主にポテトを揚げた物のことですが、そもそも**ポテトは高温で揚げるとアクリルアミドという発がん性物質が発生する**ことが分かっています。揚げ物ですので、再三指摘してきた酸化した油の危険性もあり、ポテトチップスとともに問題の多い食べ物です。

アクリルアミドは、でんぷん質が一二〇度以上で加熱されると発生しますので、これができるのは実はフレンチフライだけではありません。

芋けんぴや食パンの耳、焦げたトースト、クッキーやビスケット、コーヒーやほうじ茶などからも検出されています。つまり、大概の食べ物を炒ったり、揚げたり、焼いたりすれば、アクリルアミドはある程度発生するということです。

ただ、フレンチフライやポテトチップスは特に大量に発生します。揚げればポテト全体が中心まで一二〇度以上になってしまいますから。

ならば一切食べないと思う人がいてもいいのですけれども、私はそんな考え方をする必要はないと思っています。危険な物質はアクリルアミドだけではありません。

それに、すべてのアクリルアミドを食生活から排除するなんて出来っこありません。また少量の発がん性物質を摂ったからといって、きちんと抗酸化物質を摂っていればある程度は防げるわけです。人間はそれほど弱くはありません。

ただし、少量であるならば、という条件付きです。

どういうわけか、**フレンチフライやポテトチップスを好んで食べる人は、連続的に食べたり、山のように食べたりする傾向があるの**です。日本人でも大皿やバケツ一杯分くらいの分量を平らげる人がいます。大手ハンバーガーチェーンのフレンチフライが好きと言って、ラージサイズを一度に五個くらい食べてしまう人もいます。

いくらアクリルアミドを恐れる必要はないといっても、大量に摂り込むとなると話は別です。極端なことはやめましょう。

「そもそも、なぜそんなふうにしてまで食べなければいけないのですか?」と聞きたいくらいです。ジャガイモをおいしく食べたいのなら、ふかすのが一番です。食べ方として、これはもう何よりおいしい。または茹でても相当おいしいです。

安全においしく食べる方法がたくさんあるのですから、わざわざ危険な調理法を選ぶことはないのではないでしょうか。

異常なまでにフレンチフライを食べたがる人は、ジャガイモを食べたいというよりは、むしろ油を欲しがっているのかもしれませんね。

現代の食生活の中では、どんなに努力してもリスクはゼロにはなりません。フレンチフライに限らず、身体が対処できなくなるボーダーラインみたいな物があって、何でも大量に食べるとそれを超えてしまうことがあるのです。すると、とたんに危険領域に入ってしまいます。

連続では食べないとか、一度に大量には食べないとか、身体に及ぼす影響について考えながら賢く食べることを勧めます。

そして、本当に身体が欲している物は何なのか、考えてみる必要があります。

8章

調味料

——食品添加物を丸飲みしているようなもの!?

「野菜の栄養を相殺する」業務用ドレッシング

外食産業で使われている業務用のドレッシング、これがまたとにかく安いのです。飲食業も収益を上げるためにやっているわけですから、原価率を落とせるところでは出来るだけ落としたいのです。

通常であれば、何にせよ自分で手作りしたほうが安いはずです。同じ原材料を使うとすると、加工賃が加味されますが、自分がやってしまえば、その分の費用を抑えられるのですから。昔は外で買ってくるほうが高くついたので、かつての飲食店ではほとんど何でも手作りしていました。

私は子どもの頃、知り合いの洋食屋の店主が自分でドレッシングを作っているのをよく見ていました。でっかいボウルで、巨大なホイッパーを使ってシャカシャカ混ぜていたものでしたが、そのドレッシングがとてもおいしかったのです。

でも今は、チェーン店ではほとんど一〇〇パーセントが、小さな飲食店でさえも、業務用のドレッシングを使っています。もはや買ったほうが安いということですから、どれだけ原材料代を低く抑えているか分かりません。値段も付かないようなチープな材料を使っているということです。

ところが、**業務用のドレッシングは外食産業の場合、原材料名を表示する必要がないのです。**

何を使っているかいちいち表示しなくていいのは、業務用のドレッシングを購入した店が出しているドレッシングということになるからです。皆さんも、飲食店でドレッシングに原材料表示してあるのを見たことはないでしょう。

例えば、仕入れた業務用のドレッシングにオリーブオイルを三滴入れて撹拌し直して出せば、もう立派なオリジナル手作りドレッシングということになるのです。その店は、嘘は言っていません。それでオリジナルドレッシングと謳《うた》っていいというルールになっているのですから。

今はメーカーのほうもそういうことに気を遣っていて、各店ごとにカスタマイズもしてくれるので、堂々とオリジナルドレッシングと謳うこともできます。

消費者は騙されないようにして欲しいのです。自前のドレッシングを作っている店なら、供されたドレッシングを使えばいいのですけれど、そうではない店でわけの分からないドレッシングをかけて野菜を食べるのは、とても危険なことと言わざるを得ません。食品添加物のオンパレードですから。とにかく大量に食品添加物を使って、食品添加物だけで作られているようなドレッシングさえあります。そんな物はドレッシングとは言えないでしょう。

家庭で食べる場合には、レシピがいくらでもありますから、気に入ったドレッシングを自分で作ればいいのです。本当に簡単に作れます。買う必要などありません。**レストランで食べる場合には、業務用のドレッシングそのままや、それにひと手間加えた程度のものが出てきたら、あえて使わない。**その行動がある種の意思表示にもなりますし、自分の身を守ることにもなります。そのぐらい消費者のほうも賢くなって欲しいと思います。

たかがドレッシングではありますけれども、意外と重要です。ドレッシングをレストランで使うということは、生の野菜が食べたいという要求が客側にあるということでしょう。その人は、身体によかれと思ってサラダを選んだのだと思うのです。生の野菜は身体にいいかもしれませんが、その野菜と一緒に食べるドレッシングが食品添加物まみれだったとしたら、食べる人の身体はいったいどうなってしまうのでしょう。

それで野菜のよさも相殺されてしまうのではないかというぐらいの代物ですから、客側も店側も、ドレッシングにはもっと気を遣うようにしてもらいたいものです。

「トマトの産地」まで表示してあるケチャップを

ケチャップの原材料は当然トマトなのですけれども、今、特別な表示がない限り、**ケチャップに使われているトマトは中国産が多い**ようです。

中国産の何もかもが悪いとは言いませんけれども、やはり生産現場の環境は劣悪ですし、管理体制も滅茶苦茶だと言われています。私の仲間が何人も中国の工場を見学に行っていますが、非常に劣悪な環境の中で加工食品が作られていると口を揃えて言っていました。各メーカーがそれぞれにルートを持っているので、全部のメーカーがそうだとは断定できませんが、私のところに入ってくる情報だけでも、相当ひどい状況がずっと続いています。

中国で化学薬品が爆発した大事故があったことからも分かるように、中国では、相当な危険物質でさえずさんな管理がされているのです。食品などもっとルーズな管理体制で作られていると思ったほうがいい。そういうレベルの物が原材料になってケチャップが作られているということです。

工場ではトマトを煮詰めてピューレ状にします。その濃縮トマトが日本に運ばれてきて、各社がそれぞれに味付けをするわけですが、その加工の段階で、これまた猛烈な量の食品添加物が加えられています。

ただ、よく調べてみると、添加物を使わないで作られているケチャップも市販されています。中には原材料のトマトの産地まで記載されている物もあります。**記載の義務はないのですけれども、親切に記載してくれているのは品質に自信があるから**でしょう。そういうきちんとしたメーカーは添加物も使わないことが多いですし、使っていたとしても必要最小限です。家庭で使う物には特に、なるべくそうした誠実なメーカーの無添加ケチャップを選んで欲しいものです。

ただし、気を付けて欲しいのは、無添加ケチャップは下手をするとカビます。添加物を使っていない分、温度管理をしっかりする必要があるのです。

チューブ入りの場合なら、必要量を皿などに取って、すぐに冷蔵庫に戻してください。瓶入りの場合も、清潔なスプーンを使って必要量を取り、皿などに移したらやはりすぐに冷蔵庫に戻してください。うっかり不潔なスプーンを突っ込んでしまうと、開封したばかりでもカビが生えたりしますし、蓋を開けたまま食事中テーブルに放置しておくと、空気中の浮遊菌が付着してそこからカビが侵入することもあります。冷蔵庫から出して必要分を取ったら、すぐさま冷蔵庫に戻すことを励行してください。なるべく雑菌が入らないように気を遣うのは常識です。それさえ守れれば、添加物など使わなくても十分なのです。

無添加でも、ケチャップには味付けのために塩や酸味料、香辛料などが入っていますので、こういう物が防腐剤の役割を果たしてくれています。それでケチャップはある程度保つのです。

ただし、基本的にトマトしか使っていないトマトピューレは保ちが悪いです。使い残した物は、冷凍保存してしまうのが安全だと思います。ケチャップに限らず、無添加と書いてあっても、食品添加物としては扱われないアミノ酸（食品ラベルには「たんぱく加水分解物」や「酵母エキス」と記載されています）が使われている場合もありますから、消費者が各自で品質をチェックする以外にありません。ブランド名などに頼らず、自分で確認してから食べるという習慣を身に付けてもらいたいです。

成分はシャンプーと同じ!? 乳化剤入りのマヨネーズ

マヨネーズも問題の多い食品です。まず、マヨネーズと、マヨネーズ風調味料・マヨネーズ風ドレッシングは、まったく違う物だということを消費者は認識すべきです。最初にあのソースのことをマヨネーズソースと名付けたのはフランス人だそうです。古いフランス語で卵黄のことをマヨンと呼んでいたことから「マヨンネーズ」という名前が生まれたと言われています。

ただ、マヨネーズそのものが生まれたところはスペインのメノルカ島とされています。メノルカ島にはどうやら鶏がたくさんいたらしく、オリーブオイルもレモンも採れて、ビネガーが製造されていたという、マヨネーズを作るための好条件が揃った土地だったようです。

ですから、最初のマヨネーズには、卵黄とオリーブオイル、レモン、白ワインビネガーしか使われていませんでした。塩も入っていません。これがマヨネーズの原型なのです。

卵の黄身にはレシチンという成分が含まれているのですが、これが乳化剤の役割を果たすため、油や酢などの材料がうまく混じり合うのです。

家庭で作る場合にも基本的に卵の黄身で作ると思います。全卵で作る場合もありますけれど、いずれにしても黄身に含まれるレシチンのおかげで、ねっとりと滑らかなソースが作られるのです。

工業製品のマヨネーズも卵を使いますが、ここで使われるのは、だいたいは「液卵」と呼ばれる物です。

液卵を製造するメーカーがあるのです。そうしたメーカーでは卵を黄身と白身に分けて、黄身は液卵として、白身のほうはメレンゲのように白身だけが必要な食品の材料として卸すのです。

そういったところからマヨネーズのメーカーは卵を液卵で仕入れるわけですから、**卵が割られてからいったいどれだけの時間が経過しているか分かりません。**そこに様々な食品添加物、調味料を混ぜてマヨネーズが作られるのですが、乳化をうまく促すために、プロピレングリコール脂肪酸エステル、グリセリン脂肪酸エステルといった乳化剤が使われる場合があります。これらの化学物質が、それを摂取した私たちの身体に何の影響も与えないと言えるでしょうか。

私は、いたずらに危機感をあおろうなどという気持ちはまったく持っていません。しかし、複数の食品添加物（化学物質）が体内で起こす反応は、どんな優秀な科学者にも分からない、ということを知ってもらいたいと思っているのです。私たちにとって、食べ物とはいったい何なのか、食事とはどういうことなのかを考え直さなければならない時代に、私たちは暮らし、生きているのです。

マヨネーズ風調味料・マヨネーズ風ドレッシングに至っては、卵すら使われていません。マヨネーズみたいな色が付いているのですが、あれは着色料です。それだけでも食べるに値しないのですけれども、卵黄レシチンの効果がないので、乳化剤をより大量に使わなければ材料がうまく混じり合いません。混じり合わなければ分離してしまい、マヨネーズの価値がなくなってしまいます。それを防ぐために大量の乳化剤が使われていると考えなければならないでしょう。

この乳化剤、食品添加物として使われている場合には、原材料名を見ると「乳化剤」

という名称で書かれています。これは一括表示と言われるもので、何種類もの化学物質をどんなにたくさん使っていても、「乳化剤」と一括で表示すればオッケーなのです。具体的にどんな薬剤が何種類使われているのか、消費者には分からない仕掛けになっています。

乳化剤は食品だけでなく、シャンプー、中性洗剤、化粧品などにも使われていますが、そこではまったく同じ物質が「界面活性剤」という名称で使われています。

洗剤などに含まれる界面活性剤は、下水に流されて自然に大変なダメージを与えていることで批判を浴びている物質です。環境を破壊してしまうような毒性のある化学物質を、片方では平気で食べているのです。食べている人たちの身体は、いったいどうなるのでしょう?

日常的に食べている食べ物の中に界面活性剤と同じ成分が入っていることの危険性について、一度じっくり考えてみてもいいのではないでしょうか。

もちろん、マヨネーズだけでなく、チョコレート、アイスクリーム、缶コーヒー、コーヒーフレッシュなど、あらゆるものに乳化剤は使われていますが、マヨネーズは現代の食生活の縮図という意味で、非常に象徴的な食品なのです。

「原料の大豆から違う」まがい物醬油

嘆かわしいことではありますが、スペインで生まれたマヨネーズが、今ではマヨネーズ風調味料・マヨネーズ風ドレッシングに取って代わられてしまっているのと同じように、醬油も、本来なら何年もの時間をかけて作られていた物が、今では製造時間を短縮して極端に安くした物が主流になっています。

私も何人かの醬油メーカーの人を知っています。彼らは、本当はそういうまがい物を作りたくはないのです。醬油メーカーには伝統や歴史がある会社が多いので、それぞれ代々受け継いできた独特の製法がメーカーごとにあって、そういった門外不出の製法を守ろうとしているところがいくつもあります。

伝統に支えられてきた業界ですから、安易なことをしたいようなタイプの人は少なく、基本的には皆さん面倒な技法もきちんと守っていきたいと考えています。

それなのに、効率最優先の世の中を生き延びるために、とんでもないまがい物の醤油を作って売っているのです。

実はそういったメーカーが、片方で本物のすごい醤油も別ブランドで作っていたりします。高級で芸術的な瓶に詰められてプレミアム醤油みたいになっていますが、本当に伝統的な製法で作っているので「これしかないかも」というぐらいおいしい。木の樽など、伝統的な製法ができる道具も残してあるのです。伝統を絶やしたくないという心意気でしょう。

メインで作っている**まがい物醤油とは、素材の豆から違います。**本物の醤油には遺伝子組み換えでない国産の大豆が使われています。

もちろん値は張るでしょうが、七〇〇ミリリットルぐらいで二〇〇〇〜三〇〇〇円程度でしょう。そば屋ではあるまいし、家庭で使う醤油の量など知れています。まがい物とは比べ物にならない本物の味わい、安全性を思えば、その一本に投資する価値はあると思います。たいがいは数量限定なので、簡単には入手できないかもしれませんが、百貨店の贈答品売り場などで扱っています。

もしも仮に、大勢の人が本物の醤油ばかりを求めるようになったら、伝統的な製法で醤油がもっとたくさん作られるようになります。多くのメーカーは、そのことを喜んで受け止めることでしょう。

ほんの少し前のことを考えてみてください。数十年前には街々にどれほどの醤油製造所があったことか。それらが軒並み潰れてしまったのは、消費者がもっと安い醤油を求めたからです。大メーカーだって、最初からまがい物を作っていたわけではありません。時代の風潮に合わせてきただけなのです。

ですから、本物の醤油以外使わないという消費者が増えれば、メーカーは製法をもとに戻すでしょう。戻せる能力はあるのですから。それに、昔ながらの製法を守って細々と頑張っている醤油製造所はまだまだ全国に残っています。私が知っているだけでも一〇社以上あります。

そういう小さな醤油製造所がどうやって生き残っているのかと言うと、おいしいというので、まず土地の人が買い支えています。それが口コミで広がって、最近では通販で成り立っているケースもあるのです。

醤油というのは実はすごい技術です。醤油を作るのに必要なものは、わずかに大豆と小麦と塩だけです。これだけあれば作れてしまう。あとはすべてが技術なのです。

そういう伝統技術を絶やしてはいけないと強く思っています。

ただ残念なことに、今スーパーの売り場に並んでいる商品のほとんどがまがい物醤油です。こうした醤油の原材料名を確認すると「脱脂加工大豆」とあります。脱脂加工大豆というのは、大豆から大豆油を取った後の搾りカスです。

搾りカス自体が悪いわけではないのですが、これが非常に腐りやすいのです。おからが腐りやすいのと同じ理屈です。成分が一度分解された物は腐りやすくなるのです。これを防ぐために、ここでまず何らかの薬品が使われてしまいます。

脱脂加工大豆というのは成分が抜かれてしまった物ですから、醤油の原材料としてかろうじて使えはしますけれども、味はまったくおいしくないのです。そのため、そこにアミノ酸を足さなければうまみが出ません。

そもそも醤油とは本来アミノ酸がたっぷり含まれているはずの物なのに、足さなければならないのです。なぜかというと醤油のアミノ酸は、豆が微生物によって分解されることで生み出される物だからです。まがい物醤油にはそもそも豆がないので生み出されてこないのです。

甘みも不足しているので、そこにブドウ糖果糖液糖といわれる問題の多い甘味料を添加していくことになります。他にも化学的な調味料や防腐剤がいろいろ加えられ、最後にカラメル色素で色を付ければ、まがい物醤油が出来上がります。

そうやって出来たまがい物醤油に、どんなにいいヒラメの刺身を浸けてもおいしくありません。こういう物に限ってベタベタたくさん浸けたくなるのですが、**化学調味料の味で食べているようなもの**です。そんな物に価値があるのかということを、消費者は考えるべきでしょう。そもそも本物の醤油なら少しでもインパクトがありますから、ベタベタとは浸けられないのです。

まがい物醤油が全盛になったのは、本物と偽物の区別が付かない人ばかりになってしまったからでしょう。本物の醤油を、一度試してみてもらいたいのです。まがい物醤油と比較してみれば、大半の人は本物の価値が分かると思います。偽物の醤油なんかに戻りたくなくなると思います。

本当にいい素材を使うと、できた料理の味がまったく違います。地方によっていろいろな出汁の取り方がありますが、日本料理では、やはり昆布と鰹節で取った出汁が基本でしょう。象徴的な日本の味だと思います。

そこに酒と醤油で味を付けた調味出汁が、最もスタンダードな日本料理の味です。

これが麺類を食べるときの基本のつゆになりますし、炊き込みご飯の味を決める基本にもなります。茹でた野菜をそこに浸しておけばお浸しになります。

昆布にはグルタミン酸、鰹節にはイノシン酸というアミノ酸が多く含まれていますが、グルタミン酸とイノシン酸が合わさったおいしさは、日本料理だけでなく、今や世界各国の料理に活用されています。誰もがおいしいと感じる黄金の組み合わせなのです。

日本料理ではそこにさらに酒と醤油を加えるわけですが、それは、アルコール発酵によって米から作り出したアミノ酸のうまみと、大豆をこうじ菌で発酵させることによって生まれた豆に含まれるアミノ酸のうまみを、黄金の組み合わせに加えていることになるのです。つまり、昆布と鰹に米と豆のうまみが加わるということです。その味の総合が日本料理の基本の味です。その土台の一つになっているのが醤油なのです。

それなのに、そこを化学的な物質だけで作った醤油で味付けたら、出汁の味が分からなくなってしまいます。そこですべてがおしまいになるのです。

醤油がいかに重要であるかということをもっと知ってもらいたいのです。これが分からなくなるということは、日本料理の神髄が分からなくなるということですから。

本物の塩と塩化ナトリウムは「まったくの別物」!

一般的に外食は塩分が多いと言われますし、確かにその傾向はあると思います。最近は、塩分の摂り過ぎが高血圧に結び付く、動脈硬化に影響がある、などと言われ、塩が悪者にされる傾向がありますが、これは間違いです。

何がいけないのかというと、塩化ナトリウム（ＮａＣｌ）がいけないのです。食塩の瓶の裏側を見ると「塩化ナトリウム九九パーセント」と書いてありますが、これが悪者です。**もはや塩とは呼べない物質**ですから、ましてやこれを「食塩」などと言って欲しくはありません。**これを摂るから血圧が上がってしまう**のです。

海のミネラル分をたっぷり含んだ本物の塩は、適量摂る必要があります。適量というのは人によって違うので、食べたいと思った分摂るべきです。

「良質の」という条件を守りさえすれば、塩は身体にいい作用をしますし、むしろ、絶対的に必要な要素です。塩が不足すると、身体に力が入らなくなってしまいます。しかし、多くの外食産業で「良質な」塩が使われることはほぼないと考えたほうがいいでしょう。これはひとえにコストの問題です。

私はこれまでかなりの数の料理に携わっている人と会ってきましたが、「塩化ナトリウム九九パーセント」の塩のほうがいいと言った人は、ただの一人もいません。

昔から日本人は、神道でも仏教でも米と塩を供えてきましたし、飲食店などでは盛り塩をして場を清めることに塩を使うのですけれども、同時に身体も清めているのです。相撲で塩をまくのも、場も身体も清める意味があるわけです。それは食べても身体が清まることを知っていたから生まれた風習です。

塩分を控えるといって、何もかも薄味にしている人がいるようですが、そうではなくて、塩の質を変えてもらいたいのです。食塩（塩化ナトリウム）ではなくて、ミネラル分たっぷりの上質な塩を使ってください。そのほうがむしろ健康増進には効果があります。

まれではありますが、最近は飲食店でも塩の重要性に気付き、コストよりも塩の「質」を優先させて選んで使っている飲食店もあります。

ただし、加工食品に使われているのはほとんどが塩化ナトリウムですから、その塩分は、私たちの身体にとって害があると思ったほうがいいです。自分で塩を選び、調理することができれば、量の加減もできて余程安全です。**ミネラル分たっぷりの良質の塩なら、おいしいと感じるところまで使っていい**というのが、塩の量に関する基準です。

では、良質な塩とはどのような塩なのでしょう?

最近は海外から岩塩がたくさん輸入されています。岩塩のほうが向く料理もあるとは思いますから、全面的に反対ではないのですが、**岩塩はヨーロッパなどミネラルの豊富な土地に住む人に適した、ミネラル分の少ない塩**であることは知っておきましょう。ヨーロッパは、自然水もミネラルウォーターといって硬水です。ミネラルの豊富な土地から作られる作物も、湧き出る水もミネラル分を豊富に含んでいるのです。

しかし、日本人には海塩のほうが適しています。日本の国土は火山灰土のところが多いので、田畑にはミネラル分が少なく、そこで出来る作物もミネラル分の含有量が多くはありません。水もミネラル含有量の少ない軟水です。ですから日本人はヨーロッパ人よりミネラル分が不足しがちで、それを補ってくれるのが海塩だったのです。

海の水を製塩したものには適度なミネラル分がバランスよく含まれています。畑から摂り切れないミネラル分を海塩で補ってきたのが、日本人の食生活の基本のかたちです。

漬物に塩をたくさん使うのは、殺菌という意味だけでなく、野菜とともに塩を摂ることにも意味があったからです。江戸時代の文献を紐解くと、たくあんも梅干しも相当しょっぱかったようです。海の塩を使って塩分の濃いものを食べ、ミネラル分が不足しないようにしていたわけで、この食生活にはきちんとした理由があったということです。

その重要性は現代の食生活でも変わりません。良質の海塩を適量、意識して摂るようにすることを勧めます。

ただ、良質の塩を見極めるのはそれほど簡単ではないかもしれません。海塩といっても、工業用に大量に輸入された廉価な「原塩」ににがり成分を加えただけの物もあります。伝統的な製法でじっくり作られた塩とは似て非なる物なのですが、海水を天日干しにしたといっても嘘とは言えないのが困りものです。

よい塩の判断がつきにくくなっているのも問題です。消費者それぞれが情報を集めてどのメーカー、ブランドが安心して使える物なのかを研究しながら、それぞれに合った、また用途に応じたよい塩を見つけ出して欲しいと思います。

今は、ファストフードやファミリーレストランなどの外食や、スーパーの惣菜、コンビニ弁当などの加工食品で食事を済ませてしまう人が増えています。そのために、ミネラル不足に陥っている人が増えています。

私たちの身体は、ミネラルが不足すると塩を欲することでサインを発してきます。つまり、しょっぱい物が食べたくなるのです。ところがこのサインはかなり曖昧で、身体に必要なミネラルは一六種類ぐらいあるのですけれども、そのうちのどれが不足しているのかというところまでは教えてくれません。ただ、いずれか、あるいは複数のミネラルが足りなくなると一様に「しょっぱい物が食べたい」という反応が起きるのです。

その反応が起きたときに**食塩（＝塩化ナトリウム）を摂っても、必須ミネラルのうち塩素とナトリウムしか補給されないので、なかなかミネラル不足が解消されません。**というのも、現代の食生活では、塩素とナトリウムは過剰になりがちで、不足するのはマグネシウム、カリウム、亜鉛などの場合が多いからです。ミネラル不足が解消されなければ、しょっぱい物が食べたいという欲求はおさまりません。

昔の日本人は、しょっぱい物が食べたくなれば、製塩した自然の海塩を摂っていました。そこには塩素とナトリウムだけでなく、海水のミネラルがバランスよく含まれるので、ミネラル不足が解消できたのです。しょっぱい物が食べたくなったら、塩化ナトリウムではなく、きちんとした自然海塩を摂ってみてください。そうすると、しょっぱい物に対する欲求はおさまりますし、身体は十分にミネラルが補給できて喜びます。

ここで相変わらず塩化ナトリウムを摂ってしまうと、体内で塩素とナトリウムばかりが増えることになり、バランスの関係からミネラル不足がより亢進していくのです。すると、もっともっとしょっぱい物が食べたくなる。

ファストフードなどの加工食品は、そのように塩を欲している人の好みに合わせて作られますので、味の濃い、しょっぱい物ばかりです。それを食べるとさらにミネラル不足になり、それがどんどん過剰になって悪循環が起きるのです。

塩を選ぶというのは、かなり重要なことなのです。どうしても外食しかできないという場合は、店を選ぶしかありません。

ファストフードやファミリーレストランによい塩を使うことを求めるのは原価率から考えても無理ですし、そういう意識の高い料理人はそもそもファミリーレストランはやりません。まずは、こういった店を避けるという行動が取れるようになることが大事です。

とはいえ、なかなか塩まで選択できる店はありませんが、最近は「○○の塩を使っています」と表明している店もありますし、良質な塩を使う店も増えてきています。これは意識の高い料理人が増えてきたからですし、消費者側のニーズも高まっています。食の安全性を追求する店こそが、これからは注目されるだろうと思います。

塩は、その日に食べる分くらいであれば、持ち歩いても重たいものではありませんし、持っていても不自然ではありませんから、**自分の気に入った塩を携帯して外食でも使うというのも一つの方策**としてあると思います。

「本物の味が分からなくなる」うまみ調味料

うまみ調味料というのは、少し前まで化学調味料と呼ばれていた物のことです。おそらく「化学＝ケミカル」という表現を嫌ってメーカーが呼び方を変えてきたのだと思いますけれど、なかなか定着しません。やはり化学調味料と呼んでいる人のほうが圧倒的に多いような気がします。

飲食業界ではこの化学調味料のことを「グルソ」と呼んでいます。「グルタミン酸ソーダ」の略です。かなり高級な京都の老舗の料理屋や、大阪の有名な和食料理店などでも使われています。グルソなど使わなくても十分おいしい料理を提供できる技術のある店で、です。「なぜ?」と疑問に思うかもしれませんが、要するに消費者の好みに合わせているのです。

業界ではよく言われるのですけれど、グルソを使うと独特の味が出るのです。個人的にはそれをうまみと言っていいかどうかは疑問です。私は好きではないのですが、多くの人の舌がその化学調味料の味に慣れてしまっているために、逆にその味がしないと客の満足度が低くなるのです。残念なことに、最近ではイタリアンでもグルソを使う店があります。**客の嗜好に合わせるためにわざわざグルソを使う料理店もある**ということです。

中華はもともとほとんどの店が使っています。使っていない店では往々にして、「うちでは化学調味料を使っていません」と表示してあります。きちんとスープを何種類も取る本格的な中華なら、化学調味料を使う必要もないのです。

ラーメン屋などでは、白いグルソの粉がボウルに入れてあって、それをチャン玉というお玉ですくって大量に料理に入れています。ラーメンのスープには、丼ごとに小さじで三杯ぐらい入れています。これはかなりの量です。

グルソを使うか使わないかは店の考え方ですし、それをおいしいと言って食べる客がたくさんいる以上、否定はできないと思うのです。普通に考えれば、ある種のアミノ酸ばかり突出した量を摂るのはアミノ酸バランスを崩すという意味で絶対にいいことではないのですけれども、それが身体に悪いということを医学的に立証するのはなかなか難しいかもしれません。

例えば、アメリカで一時期、中華料理店で食事をした後に不調を訴える客が多発して問題になったことがあります。その症状は「中華料理店症候群（チャイニーズ・レストラン・シンドローム）」「グルタミン症候群」などと名付けられました。中華料理で大量に使われていたグルタミン酸ナトリウム酸ソーダが原因として疑われたのですが、結局、立証されず、真の原因は突き止められないままです。

ある老舗の高級温泉旅館の社長が嘆いていたことがあるのです。そこの料理長は若いのに優秀で、吟味した素材を活かして非常に繊細な味を出してくる。奇を衒《てら》うのではなく、調味料や素材のおもしろい使い方をして、「おっ」と思わせるような工夫もできる料理人なのです。

ところが、その旅館の常連客の中にＩＴで成功した若い人たちがいるのですけれども、その料理人の料理をおいしくない、味がしないと言うそうです。彼らは本物の味が分からないのです。頑固な料理長なので、化学調味料を使ってしまえばそういう客が満足するのは分かっているけれども、方針は変えないと言っていました。「本物の味が分からない人たちは来てくれなくてもいい。それで業績が落ちても構わない」と覚悟を決めていて、志が高くて立派だと思いました。

ただ、このような覚悟ができる店というのはまれでしょう。飲食店も商売ですから、客がリピートして来てくれないと、店として成立しないという悲しい一面があります。本意ではなかったとしても、消費者が好む味にシフトしてしまうということも多々あるのです。

私がここで問題にしたいのは、**グルソなんかに舌を慣らされて本物の味が分からないまま一生を過ごしていいのか、**ということです。化学調味料を一切使うな、と言いたいのではありません。本物の味をきちんと分かってから選択して欲しいと思っているのです。今のように、与えられた物を受動的に食べていたのでは、本物の味を知る機会がありません。消費者にはもっと自覚的になってもらいたいのです。

自分の力で本物の味を探す努力ぐらいはしたほうがいいのではないでしょうか。

そのためには自分で料理をするのが一番ですが、外食するのなら、もっと店選びに慎重になってもらいたいのです。この店は、どのような調味料や素材を使い、どのような姿勢で営業しているのか？　少なくとも、値段が破格に安いということは、それなりの素材しか使われていないということは認識しておきましょう。

本書は、本文庫のために書き下ろされたものです。

南　清貴（みなみ・きよたか）
1952年、東京都生まれ。フードプロデューサー。一般社団法人日本オーガニックレストラン協会代表理事。
舞台演出の勉強の一環として整体を学んだことをきっかけに、体と食の関係の重要さに気付き、栄養学を徹底的に学ぶ。1995～2005年、東京・代々木上原にレストラン「キヨズキッチン」を開業。最新の栄養学を料理の中心に据え、自然食やマクロビオティックとは一線を画した創作料理を考案・提供し、業界やマスコミから注目を浴びる。以降、「ナチュラルエイジング」をキーワードに、全国のレストランやカフェなどの業態開発、企業内社員食堂やクリニック、ホテル、スパなどのフードメニュー開発に力を注ぐ。「農」に密着した暮らしをするため、2011年5月より岐阜県での活動を開始。
主な著書に『じつは怖い外食』『じつはもっと怖い外食』『じつは危ない野菜』（以上、ワニブックス）、『食のモノサシを変える生き方』（講談社）、『40歳から食べてはいけない病気になる食べもの』（カドカワ）など多数がある。

知的生きかた文庫

行《い》ってはいけない外食《がいしょく》

著者　南《みなみ》　清貴《きよたか》
発行者　押鐘太陽
発行所　株式会社三笠書房
〒一〇二-〇〇七二　東京都千代田区飯田橋三-三-一
電話〇三-五二二六-五七三四〈営業部〉
〇三-五二二六-五七三一〈編集部〉
http://www.mikasashobo.co.jp
印刷　誠宏印刷
製本　若林製本工場

ISBN978-4-8379-8402-3 C0130

「知的生きかた文庫」の刊行にあたって

「人生、いかに生きるか」は、われわれにとって永遠の命題である。自分を大切にし、人間らしく生きよう、生きがいのある一生をおくろうとする者が、必ず心をくだく問題である。

小社はこれまで、古今東西の人生哲学の名著を数多く発掘、出版し、幸いにして好評を博してきた。創立以来五十余年の星霜を重ねることができたのも、一に読者の私どもへの厚い支援のたまものである。

このような無量の声援に対し、いよいよ出版人としての責務と使命を痛感し、さらに多くの読者の要望と期待にこたえられるよう、ここに「知的生きかた文庫」の発刊を決意するに至った。

わが国は自由主義国第二位の大国となり、経済の繁栄を謳歌する一方で、生活・文化は安易に流れる風潮にある。いま、個人の生きかた、生きかたの質が鋭く問われ、また真の生涯教育が大きく叫ばれるゆえんである。そしてまさに、良識ある読者に励まされて生まれた「知的生きかた文庫」こそ、この時代の要求を全うできるものと自負する。

本文庫は、読者の教養・知的成長に資するとともに、ビジネスや日常生活の現場で自己実現できるよう、手助けするものである。そして、そのためのゆたかな情報と資料を提供し、読者とともに考え、現在から未来を生きる勇気・自信を培おうとするものである。また、日々の暮らしに添える一服の清涼剤として、読書本来の楽しみを充分に味わっていただけるものも用意した。

良心的な企画・編集を第一に、本文庫を読者とともにあたたかく、また厳しく育ててゆきたいと思う。そして、これからを真剣に生きる人々の心の殿堂として発展、大成することを期したい。

一九八四年十月一日

押鐘富士雄

知的生きかた文庫

本は10冊同時に読め！

成毛 眞

本は最後まで読む必要はない、仕事とは直接関係のない本を読め、読書メモはとるな――これまでの読書術の常識を覆す、画期的読書術！　人生が劇的に面白くなる！

「1冊10分」で読める速読術

佐々木豊文

音声化しないで1行を1秒で読む、瞬時に行末と次の行頭を読む、漢字とカタカナだけを高速で追う……あなたの常識を引っ繰り返す本の読み方・生かし方！

読書は「アウトプット」が99％

藤井孝一

「読後に何をするか」で、リターンは10倍にも20倍にもなる！　本物の〝使える知識〟が身につく、本の「読み方・選び方・活かし方」！

スマイルズの世界的名著

自助論

S.スマイルズ【著】
竹内 均【訳】

「天は自ら助くる者を助く」――。刊行以来今日に至るまで、世界数十カ国の人々の向上意欲をかきたて、希望の光明を与え続けてきた名著中の名著！

時間を忘れるほど面白い雑学の本

竹内 均【編】

1分で頭と心に「知的な興奮」！　身近に使う言葉や、何気なく見ているものの面白い裏側を紹介。毎日がもっと楽しくなるネタが満載の一冊です！

C50262

知的生きかた文庫

免疫力を高める野菜おかず136

ベターホーム協会

全国で大人気のお料理教室のベストセラー、待望の文庫化！ がん予防、体のサビ予防、腸をきれいにするなどの効果のある健康レシピ満載！

1日大さじ1杯で超簡単！ ココナッツオイル健康法

井上浩義

「魔法の油」ココナッツオイルの魅力が1冊でわかる！ 1日大さじ1杯だけで、「太らない、ボケない、病気にならない」体になる！

1日1回 体を「温める」ともっと健康になる！

石原結實

体温が1度下がると、免疫力は30％落ちる！ この1日1回の「効果的な体の温め方」で、内臓も元気に、気になる症状や病気も治って、もっと健康になれる！

一生、「薬がいらない体」のつくり方

岡本 裕

なぜ、「9割の薬」は飲んではいけないの？——体本来の免疫力を下げてしまうからです。医者にかからず、薬に頼らず、「元気で長生きしたい人」必読の書！

食生活が人生を変える

東城百合子

細胞が活気づく〝自然療法〟の知恵が満載。健康づくりのための食事、病気治しの考え方や手当て法で、体の中から生まれ変わります！

C50287

知的生きかた文庫

これを食べてはいけない
郡司和夫

コメ、野菜、肉、パン……身近な食べものの「意外なリスク」とは？　安心・安全のための「食の危険」情報から、すぐに役立つ自衛策までを公開！

子どもにこれを食べさせてはいけない
郡司和夫

子どもをすこやかに、強く育てるための重要知識を紹介！　子どもの健康を守る「選び方」「食べさせ方」は？　すべての親の「強い味方」となる一冊！

疲れない体をつくる免疫力
安保　徹

免疫学の世界的権威・安保徹先生が、「疲れない体」をつくる生活習慣をわかりやすく解説。ちょっとした工夫で、免疫力が高まり、「病気にならない体」が手に入る！

40代からの「太らない体」のつくり方
満尾　正

「ポッコリお腹」の解消には激しい運動も厳しい食事制限も不要です！　若返りホルモン「DHEA」の分泌が盛んになれば誰でも「脂肪が燃えやすい体」に。その方法を一挙公開！

なぜ「粗食」が体にいいのか
帯津良一
幕内秀夫

なぜサラダは体に悪い？——野菜でなくドレッシングを食べているからです。おいしい＋簡単な「粗食」が、あなたを確実に健康にします！

C50253